BLUMEN IN DER WÜSTE

MIX
Papier | Fördert gute Waldnutzung
FSC® C014496

Andrea Kdolsky:
Blumen in der Wüste

www.edition-a.at

Cover: Bastian Welzer
Satz: Nica Steiner

Gesetzt in der Premiera
Gedruckt in Europa

2 3 4 5 6 — 29 28 27 26

ISBN: 978-3-99001-889-7

ANDREA KDOLSKY

Blumen in der Wüste

Die Schönheit schwerer Zeiten

edition a

»Atme. Es ist nur ein schlechter Tag,
kein schlechtes Leben.«

\- Johnny Depp

Ich widme dieses Buch meiner 1972 an Leukämie verstorbenen Schwester Ursula und meiner 2015 an Darmkrebs verstorbenen Mutter Ingeborg.

INHALT

Die Hochschaubahn des Lebens …

… und wie wir lernen, sie zu genießen

Manche meiner Autorenkolleginnen rieten mir strikt von einem Prolog ab. »Das nimmt deinen Lesern die Lust, weiterzulesen«, meinten sie. »Das wirkt langweilig. Wenn, dann möglichst kurz!«

Aber ganz ohne Prolog geht es in meinem Fall nicht. Denn ich möchte Ihnen erklären, was die Verbindung zwischen meiner Person, meiner Geschichte und dem Titel dieses Buches ist. Und warum diese Geschichte vielleicht auch für Sie von Interesse ist.

Es war an meinem 8. Geburtstag, als ich zum ersten Mal einen Sitz in der Hochschaubahn des Lebens bekam. Damals erfuhr ich von der Leukämie meiner Schwester Ursula. Ich erkannte, das Leben war keine gerade Linie. Die Jahre waren Wellenkämme, und wir konnten nichts anderes tun, als ihrem Rhythmus zu folgen.

Wie für so eine Bahn üblich, geht es erst hoch hinauf, ehe sie tief hinunterschießt. Manche Abschnitte verlaufen trügerisch langsam, kurz darauf rast die Bahn in schwindelerregendem Tempo dahin. Die Ausblicke können atemberaubend sein, dann wieder stehen die Passagiere Kopf und werden nicht recht schlau aus der Welt um sie herum. Die einzige Konstante dieses wilden Ritts ist der Wind, der einem ins Gesicht schlägt. Die Luft, die sich ihren Weg in die Lungen sucht. Und das Bewusstsein, am Leben zu sein. Das allein, denke ich, ist die Fahrt wert.

In meinen letzten Jahrzehnten befand ich mich auf einem besonders wilden Ritt mit atemberaubender Geschwindigkeit. Von großen Siegen schleuderte mich die

Achterbahn zu Enttäuschungen, die mich bis ins Mark erschütterten. Von himmelhochjauchzend bis zu Tode betrübt. Ich war niemals zufrieden, immer auf der Suche. Geschwindigkeit war meine oberste Prämisse und Disziplin waren die Schienen, auf denen ich mich fortbewegte. Um so zu leben, braucht es Strategien, um in der Atemlosigkeit neuen Sauerstoff zu finden. Drei dieser Strategien möchte ich hier kurz erwähnen: Atmung, Natur und Humor.

Atmen ist lebensnotwendig, das ist evident. Mittlerweile ist es aber wissenschaftlich erwiesen, wie stark die Atmung auch die Qualität unseres Lebens beeinflusst. Durch das Einatmen gelangt Sauerstoff bis in die kleinsten Lungenbläschen, wo der Sauerstoffaustausch erfolgt und unsere Zellen mit dem Lebenselixier versorgt werden. Sauerstoff hält unseren Organismus am Laufen wie Benzin das Auto, ohne ihn würden Gewebe und Organe absterben. Beim Ausatmen geben wir das in uns entstehende Kohlendioxid ab. Dieser Prozess passiert unwillkürlich und wird hauptsächlich von Atemmuskulatur und Zwerchfell umgesetzt.

Soweit zum überlebenswichtigen Teil. Atmen hat aber noch eine zweite wesentliche Aufgabe. Es ist ein Metronom unserer Psyche. Die Tiefe und Frequenz unserer Atemzüge sowie spezielle Atemmuster können Ängste vertreiben, Trauer lindern, Panik kontrollieren, Wut zügeln, Stress bewältigen und Enttäuschungen akzeptieren. Wir steuern über die Atmung unsere Emotionen. Wir atmen in unsere Mitte.

Die zweite Strategie, mit der ich die Achterbahn meines Lebens meistere, ist die Natur. Meine Mutter war es, die mir den Zugang zu dem Wunder öffnete, das uns täglich umgibt. Ich erinnere mich gern an stundenlange Spaziergänge in der Lobau, ein Augebiet am nördlichen Donauufer des 22. Wiener Bezirks und Teil des Nationalparks Donauauen. Während dieser Spaziergänge erklärte sie mir die Flora und Fauna dieses besonderen Ökosystems. Damals, als es noch vier Jahreszeiten gab, lernte ich den Wald zu lieben. Das frische Grün im Frühjahr, die schattenspendenden Baumriesen und das kühle Moos im Sommer, der Farbenrausch im Herbst und die romantischen eisigen Ecken im Winter, wo ich hinter jeder Fichte einen Zipfel der Weihnachtsmannmütze zu sehen glaubte. Jede Jahreszeit hatte ihren eigenen Geruch. Wenn ich diesen einsog, fühlte ich mich eins mit der Natur.

Dieses Gefühl überkam mich auch bei unseren gelegentlichen Familienausflügen um den Herrensee bei Litschau im Waldviertel. Der rötlich und braun schimmernde Moorsee, umgeben von Wald und einer wunderbaren Promenade, wo die handzahmsten Eichhörnchen lebten, strahlte Ruhe und Beruhigung aus. Dort konnte ich die Natur ein- und endlich durchatmen.

Später, als die Familienausflüge ferne Erinnerungen waren und mein Teenagerstolz Spaziergänge mit meiner Mutter verbot, war der Schrebergarten meiner Großmutter in Stadlau mein sommerlicher Zufluchtsort. Ich brauche heute nur die Augen schließen und schmecke sofort die lauwarme Süße der in Reih und Glied gepflanzten Tomaten (oder Paradeiser, wie die Wiener sagen). Die herrlichen dunklen, häufig wurmigen Herzkirschen vor der Laube. Die zu köstlichen Nachspeisen verarbeiteten Marillen des uralten Marillenbaums im Vorgarten, saftig und süß im Gegenteil zu den sauren Ribiseln, die meine Oma fürsorglich immer mit einer Schale Kristallzucker auf den Gartentisch stellte, um die »sauren Teifel« genießbar zu machen. Wenn mich die Mittagssonne auf dem duftenden Gras beschien und ich das Spiel der Wolken beobachtete, ergriff meinen gesamten Körper eine tiefe Ruhe.

Später fand ich Zuflucht und Trost im Wald. Meine liebste Zeit war der frühe Morgen, wenn ich gleichsam mit dem Wald erwachen konnte, oder laue Sommerabende, wenn er mich langsam in den Schlaf wiegte. Zu diesen Zeiten gab ich mich gern dem »Waldbaden« oder »Waldduschen« hin, eine japanische Praktik, die dort Shinrin Yoku heißt und ihre Wurzeln im japanischen Shinto-Glauben hat. Im Shinto gelten Bäume und Wälder als heilig und sind Wohnorte der Kami, der Naturgeister. Als sich das Land immer stärker industrialisierte und modernisierte, entstand in den 1980er Jahren ein Trend, sich wieder verstärkt der Natur zuzuwenden. Das Ministerium für Landwirtschaft verwendete zu dieser Zeit zum ersten Mal den Begriff Shinrin Yoku als Strategie gegen steigende Burnout-Zahlen und das Phänomen des Karoshi, des Todes durch Überarbeitung. In der Rückbesinnung auf jahrtausendealte Traditionen fanden die Japaner ein Heilmittel für unsere Gegenwart.

Der Praktizierende erfährt beim Shinrin Yoku bewusst und achtsam, mit allen Sinnen, die Atmosphäre des Waldes. Er merkt, der Wald ist ein lebender, atmender, sich stetig verändernder Organismus. Er bringt Leben hervor, Teile von ihm sterben, werden neu geboren. Ich empfehle Ihnen: Setzen Sie sich auf den moosigen Boden des Waldes und schließen Sie die Augen, so tauchen Sie in eine Oase des Seins, tauchen ein in das Sie umgebende Leben.

Mittlerweile weiß die Forschung, was dabei in unserem Körper passiert. Der Blutdruck sinkt, Stresshormone wie Cortisol oder Adrenalin werden reduziert, das Immunsystem gestärkt. Als Begleiterscheinung steigert sich die Stimmung, Angst und Trauerzustände werden gelindert und auch die Fähigkeit zur Konzentration nimmt zu. Verantwortlich dafür ist nicht nur die Ruhe, in die wir uns begeben, sondern auch die Terpene, die ätherischen Öle von Moos, Nadeln und Baumrinden, und das natürliche Licht sowie die beruhigende Geräuschkulisse.

Ein paar einfache Methoden des Shinrin Yoku sind etwa die 5-4-3-2-1-Methode: Fünf Dinge wahrnehmen, die wir sehen. Vier Dinge, die wir fühlen. Drei Dinge, die wir hören. Zwei Dinge, die wir riechen. Und ein Ding, das wir schmecken oder auch einfach einen bewussten Atemzug. Gehen Sie nahe an Moos, Nadeln oder Harz heran und riechen Sie daran, die darin enthaltenen Terpentine wirken messbar beruhigend auf unser Nervensystem. Besonders wichtig ist das langsame Schlendern durch den Wald. Bleiben Sie dabei immer wieder stehen, schließen Sie die Augen und übergeben Sie sich einfach Ihrer Umgebung. Versuchen Sie, eine oder am besten gar zwei Stunden am Stück im Wald zu verbringen. Sie werden merken, wie stark sich Ihr Leben verändert, wenn Sie das regelmäßig machen.

Als ich mit knapp über fünfzig Jahren mein erstes Haus mit Garten mietete, sollte ich selbst erfahren, wie ungemein entspannend und befreiend die Arbeit im Garten ist. Zu unterschiedlichen Tageszeiten stürmte ich hinaus und bearbeitete Beete, Töpfe und Pflanzen, ungeachtet der Jahreszeit. Meine Erkrankungen machten mir das später unmöglich. Es kam eine Zeit, da musste ich mir eingestehen, wie viel Kraft mir der Krebs raubte. Aber auch das war in Ordnung. Ich musste nur ehrlich zu mir selbst sein.

Die letzte wichtige (Über-)Lebensstrategie, die eigentlich, wie auch die anderen zwei, tief in der Conditio humana verankert ist und unser Menschsein ausmacht, ist der Humor. Humor ist, wenn man dennoch lacht, oder wie meine wunderbare Mutter zu sagen pflegte: »Lachen, auch wenn dir der Popo voll Tränen steht.« Laut Wikipedia ist Humor die Begabung eines Menschen, den alltäglichen Schwierigkeiten und Missgeschicken mit heiterer Gelassenheit zu begegnen.

Bereits die antiken Philosophen erkannten die Bedeutung des Humors für ein glückliches Leben. Der große Denker Aristoteles unterschied Eutrapelos, die kultivierte Witzigkeit, von Bomolochos, dem derben Spaßmacher, und Agroikos, dem humorlosen Grobian. Was er damit sagt: Es ist weder ratsam, sich über alles und jeden lustig zu machen, dabei vielleicht sogar verletzend zu agieren und nichts ernst zu nehmen, noch ist es klug, als gefühlskalter, nie lächelnder Mensch durchs Leben zu gehen. Taktvoll und mit Maß, den richtigen Zeitpunkt fühlend, kann das Lachen mit anderen und auch über uns selbst Wunder wirken.

Die Stoiker sahen Humor als einen Weg zu mehr Gelassenheit. Mit Humor konnten Schicksalsschläge relativiert werden und mit der Gabe, über sich selbst zu lachen, können wir das Ego überwinden. Stoiker wie Epiktet und Seneca sahen das große Ziel für ein glückliches Leben darin, von keinem Schicksalsschlag aus der Bahn geworfen zu werden. Sie streben eine allumfassende Gelassenheit an. Besonders bei schweren Erkrankungen kann die stoische Philosophie ein guter Leitfaden sein, die innere Ordnung aufrechtzuerhalten. Und Humor ist ein Weg zu solch einer Gelassenheit.

Trotz schwerer Schicksalsschläge, von denen der größte sicherlich der Tod meiner Schwester Ursula 1972 an Leukämie war, wuchs ich in einem fröhlichen Haus auf. Humor ist, ebenso wie Natur und Atmen, für unsere Psychohygiene ungemein wichtig. Wenn wir lachen, erweitern sich unsere Gefäße, das Stresshormon Cortisol sinkt, bis zu dreihundert Muskeln bewegen wir und versorgen wir drei- bis vierfach besser mit Sauerstoff. Das Immunsystem wird gestärkt und das Glückshormon

Serotonin ausgeschüttet. Lachen ist gesund. Umso trauriger ist die Tatsache, dass wir weniger lachen, je älter wir werden. Manchmal werde ich gefragt, wie ich über meine schwere Erkrankung Scherze machen könnte ... Wahrscheinlich, weil sich auch nichts daran ändern würde, wäre ich die ganze Zeit betrübt. So allerdings trainiere ich mein Immunsystem. Das ist doch gut so.

Die Idealsituation des glücklichen Menschen lässt sich also wie folgt beschreiben: Lachend und tief atmend durch den Wald spazieren. Probieren Sie es aus. Es wird Ihnen viel mehr helfen als die meisten Selbsthilfebücher. So gelingt es uns, die Blumen selbst in der Wüste zum Wachsen zu bringen. Das ist es, was ich Ihnen in diesem Buch vermitteln möchte: Wie es selbst in schwierigen Situationen, nach Schicksalsschlägen wie einer schweren Diagnose, gelingt, die leuchtenden Momente der Schönheit und der Hoffnung zu finden, zu schätzen und zu bewahren. Wie ein Feuer, das, behutsam geschützt, immer größer und wärmer wird, immer mehr Teile des Lebens erleuchtet, bis von der einstigen Dunkelheit nichts mehr übrig ist. Oder wie eine einzelne Blume in der trostlosen, öden, leeren Wüste, die sich durch Liebe und Zuneigung erst zu einem Bett, schließlich zu einer Wiese und letztlich zu einer ganzen Oase ausweitet. Die Wüste verschwindet nicht, aber wir entdecken in ihr einen Platz, an dem wir glücklich sein können.

Atmung, Natur und Humor, diese drei Dinge halfen mir nicht nur, alle Schicksalsschläge meines Lebens zu überwinden, sondern sogar die Schönheit zu finden, wenn das Leben sich von seinen hässlichsten Seiten zeigte. Ich hatte das Glück, bereits in frühen Jahren mit ihnen in Berührung zu kommen. Noch ohne zu wissen, wie sehr ich sie später brauchen würde.

Kapitel eins

Routineuntersuchung

Ein Wort kann ein Leben für immer verändern. Ich hörte es im Sommer 2024. Große Veränderungen brechen radikal über uns herein, wir können uns nicht auf sie vorbereiten, auch wenn wir das gerne würden. Wir können aber lernen, mit ihnen umzugehen. Diese Erfahrung musste ich selbst machen.

Der Sommer 2024 war einer dieser Momente, an dem die Hochschaubahn meines Lebens am höchsten Punkt angekommen war. Dort, wo die Vergnügungssuchenden den besten Blick über den Themenpark haben. Eine dieser Phasen, in denen einfach alles klappt. Sie werden das kennen. Oft kommen sie nach Phasen, in denen nicht viel klappte, und das macht sie umso befriedigender.

Die Phase, in der wenig klappte, begann ein paar Jahre zuvor. Ich hatte einen beruflichen Zwischenstopp in Italien eingelegt, ein großes Projekt beendet und war 2021 dabei, wieder nach Österreich zurückzukommen. Eine spannende Tätigkeit an der Fachhochschule St. Pölten wartete auf mich. Nach vielen Jahren als Ärztin und Politikerin im Gesundheitsbereich lernte ich nun auch den Ausbildungsbereich kennen. Ich trat meine Position mit viel Engagement und Freude an und fühlte mich dort auf Anhieb wohl. Jungen Menschen, die noch ihr ganzes Leben vor sich haben, eigene Erfahrungen mit auf den Weg zu geben, ist ungemein bereichernd.

Dann kam der 2. November 2022. Mein 60. Geburtstag. Das schlimmste Geschenk bekam ich ganz automatisch: die Pensionierung. Zumindest begann an diesem Tag meine Regelpension. Zur Erinnerung: Ein Arbeitgeber darf einen Mitarbeiter kündigen, wenn dieser das gesetzliche Pensionsalter erreicht hat. Dies ist keine Altersdiskriminierung und zulässig. Das wird gemacht, um zum Beispiel die Altersstruktur im Unternehmen auszugleichen, kritische Stimmen zum Verstummen zu bringen oder etablierte durch billige Arbeitskräfte ersetzen zu können.

Bis zu diesem Zeitpunkt hatte ich mich nicht mit der Pension auseinandergesetzt. Im Rückblick etwas kurzsichtig, aber Pension war einfach nie ein Thema für mich gewesen. Ich wollte arbeiten, ich wollte etwas tun. Und plötzlich stand ich mit einem Blumenstrauß in der Hand da und wusste nicht, wie mir geschah. Der Schock war gewaltig. Die Erkenntnis schmeckte wie bittere Medizin. Ich würde in eine neue Lebensphase eintreten, die finanziell mit deutlichen Abstrichen einherging. Damals wusste ich es noch nicht, aber ganz besonders trifft das Menschen mit chronischen Erkrankungen. Und am allerschlimmsten ist es, wenn die betroffene Person allein lebt.

2024 lebten in Österreich 1,6 Millionen Menschen allein in einem Privathaushalt. Von 1985 bis 2021 hat sich die Anzahl solcher Einpersonenhaushalte nahezu verdoppelt. Frauen stellen die Mehrheit der Alleinlebenden dar.

Jackpot, Andrea. Zwei Drittel weniger Einkommen, Single und weiblich. Mir blieb nicht viel übrig. Tief durchatmen und nachdenken.

Wie immer halfen meine drei Säulen: Natur, Atmung und Humor. Nachdem der Schock abgeklungen war, gelang es mir so, meine neue Situation zu akzeptieren.

Sich nicht dagegen zu wehren, sondern die gegenwärtige Situation so zu nehmen, wie sie ist, ist die Basis jeder Veränderung und Verbesserung. Radikale Akzeptanz ist auch in der Psychologie ein weit verbreitetes Konzept, das zu erlernen sich lohnt. Der Nebel lichtete sich allmählich. Ein Weg eröffnete sich vor mir, die nächste Episode auf meiner Lebensreise. Ich erhielt nochmals eine große Chance, mich völlig neu zu orientieren. Wie so oft, wenn wir in schweren Situationen den Blick nicht senken, sondern nach vorne richten, stellte sich diese Chance als echtes Glücksgeschenk heraus.

Meine fast vierzigjährige Berufslaufbahn hatte ich als Ärztin begonnen. Nun, am Ende meiner Karriere, durfte ich wieder in meinem angestammten Beruf tätig werden. Ich startete als Hausärztin in einer Wiener Privatklinik. Es war großartig. Das Team war wunderbar. Immer wieder fragte ich mich, warum ich eigentlich jemals diesen wunderbaren Job gegen den politischen Schreibtischjob getauscht hatte.

Eine Routine hielt Einzug, die ich vor einigen Jahren noch als langweilig empfunden hätte, aber in dieser Phase meines Lebens machte sie mich glücklich und zufrieden. Auch das ist eine wichtige Lektion: Unsere Bedürfnisse ändern sich im Laufe der Zeit. Wenn wir nicht in uns hineinhören, sondern an alten Überzeugungen festhalten, verbauen wir uns neue, wunderschöne Erfahrungen.

Meine finanziellen Sorgen lösten sich auf. Der Job machte mir Freude. Ich genoss mein Leben. Und ich hatte mehr Zeit für Freunde als früher. Manchmal, wenn ich auf meiner Vespa durch die Stadt düste, den Fahrtwind unter dem Helm spürte, rutschte mir spontan ein lauter Jauchzer heraus, der aus den Tiefen meiner Seele kam. Ob das jemand hörte, kümmerte mich nicht. Die ganze Welt konnte wissen, wie gut ich mich fühlte!

Wer glücklich ist, der schaut auf sich. Das kann ich Ihnen, geschätzte Leserinnen und Leser, nur raten. Ich hatte Zeit und Energie, also kümmerte ich mich nicht nur um meine Patienten, sondern auch um mich selbst. Konkret bedeutete das, ich absolvierte sämtliche für mein Alter empfohlene Vorsorgeuntersuchungen.

Die sogenannte Sekundärprävention, also Vorsorgemedizin, umfasst Maßnahmen, die auf die Früherkennung und rechtzeitige Behandlung von Krankheiten abzielen. So können ein unbemerktes Fortschreiten oder Komplikationen verhindert werden.

Was sollte schon herauskommen, dachte ich. So gut, wie ich mich fühlte! Doch meine Gynäkologin maß natürlich nicht mein Empfinden, sondern schaute sich meine Werte genau an. Bis heute nenne ich sie meine Lebensretterin. Sie entdeckte eine, wie sie mir versicherte, harmlose Zyste und schickte mich zur Abklärung zum MRI.

Eine MRI-/MRT-Untersuchung (Magnetresonanztomografie) ist ein bildgebendes Verfahren, das starke Magnetfelder und Radiowellen verwendet, um detaillierte Schnittbilder des Körperinneren zu erstellen, ohne Röntgenstrahlen einzusetzen. Die Untersuchung dient der Darstellung von Organen, Geweben, Knochen und Muskeln und ist schmerzfrei.

An diesen Tag erinnere ich mich, als wäre er gestern gewesen. Ende Oktober 2024. Ich begab mich auf den Weg zur Untersuchung. Es war ein recht kühler Herbsttag mit dem charakteristischen blauen Himmel, klar und sauber. Beim Verlassen des Hauses dachte ich daran, mit den Weihnachtsdekorationen im Garten zu beginnen. Bevor ich das radiologische Zentrum betrat, sah ich einen kleinen Grünmarkt. Ich nahm mir vor, nach der Untersuchung vorbeizuschauen.

Ich folgte der Routine. Suchte die Leitstelle auf, übergab meine Überweisung und meine E-Card. Füllte die Formulare aus. Nein, ich hatte noch immer keine Allergien. Ich war gesund, gesund, gesund. »Nehmen Sie kurz Platz«, sagte die freundliche Mitarbeiterin, »Sie werden aufgerufen.«

Also saß ich im Warteraum und ließ meinen Blick durch das Zimmer schweifen, zwischen den Wartenden hin und her. Hinter all diesen Menschen steckte ein Schicksal.

Ängste, Träume, Sorgen, Hoffnungen, eine unveränderbare Vergangenheit und eine unsichere Zukunft. Warum ich gerade daran dachte, weiß ich nicht mehr.

Endlich hörte ich meinen Namen. »Bitte legen Sie alle metallischen Gegenstände ab, versperren Sie die Kabine und kommen Sie mit mir.«

Kaum hatte ich alles abgelegt und den Untersuchungsraum betreten, legte ich mich auch schon auf die Liege und fuhr langsam in die Röhre hinein. Ich dachte an den Grünmarkt und die Weihnachtsdekoration, während der Apparat mit einem Summen seine Arbeit machte.

Als ich fertig war und mich auf den Rückweg zur Kabine begab, hielt mich eine Assistentin auf. »Frau Doktor, bitte, ziehen Sie sich noch nicht an. Der Radiologe möchte noch eine Untersuchung mit Kontrastmittel.«

Bei diesen Worten runzelte ich die Stirn. Mein Herz pochte schneller. »Warum brauchten wir wegen einer Zyste ein MRT mit Kontrastmittel?« Ich bemerkte, wie sich meine Stimme verändert hatte. Sorgenvoller. Die Assistentin hob nur die Hände.

»Es kommt gleich jemand, der Ihnen den Zugang legt. Ich geben Ihnen das Einverständnisblatt zum Unterschreiben.«

In dieser Situation wechselte ich von meiner souveränen Rolle als Ärztin in die einer verunsicherten und ängstlichen Patientin. Denn jede Ärztin ist auch Patientin. Gute Ärztinnen vergessen das nie. Die Diagnose, die sie an einem Tag stellen, können sie an einem anderen selbst erhalten. Und egal, wie oft sie Patienten harte

Nachrichten überbringen mussten, es bereitet sie nicht darauf vor, diese selbst zu erhalten.

Während ich auf die Rückkehr der Assistentin wartete, trat ein junger Kollege zu mir, offenbar der Radiologe. Sein Gesichtsausdruck war eindeutig. Etwas war nicht in Ordnung. Es war der gleiche Ausdruck, den ich selbst oft aufgesetzt hatte. Eine Mischung aus Empathie, Mitleid und Bedauern.

»Frau Kollegin«, sagte er ruhig, »die Zyste ist nicht Ihr Problem. Wir haben mit großer Wahrscheinlichkeit Darmkrebs gefunden.«

Ich weiß nicht, ob ich überhaupt etwas antwortete. Was sagt man in so einer Situation? Die Welt stand still und ich bewegte mich trotzdem. In der Kabine setzte ich mich auf die Holzbank. Es war unmöglich, einen klaren Gedanken zu fassen. Wortfetzen zogen durch meinen Kopf.

KREBS.

Unterdrückte Bilder schoben sich vor mein geistiges Auge. Die letzten Tage meiner Mutter, die an Darmkrebs verstorben war. Patientinnen auf der onkologischen Station, die ich betreute. Erzählungen von Bekannten und Freunden. Die Angst stieg langsam in mir auf, eiskalt und unerbittlich. Medizinisches Wissen und notfallmedizinische Ruhe waren verschwunden, ausgelöscht von einem einzigen Wort.

ATME.

Atme endlich.

Ich musste mich mit aller Kraft zwingen. Es gelang mir kaum. Diese jämmerliche Person, die in der kleinen Kabine hockte, das Gesicht in beiden Händen versteckt, erst quoll eine Träne darunter hervor, dann die nächste ... Diese Person war ich.

Contenance, sagte ich mir.

ATME.

Aber es war zu spät. Der salzige Strom hatte eingesetzt und bildete kleine Lacken in meinen Handflächen.

Ein Klopfen ließ mich auffahren. Ich wischte mir das Gesicht trocken und öffnete die Tür. Die Assistentin war gekommen, um mir einen venösen Zugang zu legen. In ihrem Blick lag Mitleid, doch er machte die Situation nur schlimmer, denn er zeigte mir, dass ich nicht träumte.

»Wollen Sie einen Schluck Wasser?«

Ich schüttelte den Kopf. Dann setzte die Routine ein. Kontrastmittel angeschlossen, einige Verhaltensregeln erklärt, die ich nicht mal hörte, rein in die Röhre. Diesmal dachte ich nicht an den Grünmarkt.

KREBS.

Warum ich? Warum gerade jetzt? Jetzt, wo alles so gut lief?

Vielleicht war es ja ein Irrtum?

Die Hoffnung der Ertrinkenden in der Wüste. Kein Leben weit und breit, keine Blume, die auf das rettende Wasser hindeuten würde. Die Hoffnung, eine Fata Morgana.

Der Radiologe kam erneut zu mir. »Wollen Sie vielleicht in meinem Büro warten?«

Ich war ihm dankbar für sein Einfühlungsvermögen. Unter all den fremden Menschen im Warteraum zu sitzen war das Letzte, was ich im Moment wollte. Ich zog mich wieder an und nahm hinter dem kühlen, weißen Bürotisch Platz, der von etlichen Bildschirmen dominiert wurde.

Ich blickte auf mein Handy, das ich gedankenverloren in der Hand hielt. Sollte ich jemanden verständigen? Meine Familie war tot und meine Freunde wollte ich nicht beunruhigen, ehe ich nichts Genaueres wusste. Ich fokussierte mich auf meine Atmung. Das half. Mit jedem Atemzug kehrte ein wenig von dem Leben, das ich bereits vor mir zerrinnen sah, zurück.

Dann kam der Arzt herein. Er setzte sich hinter seine Bildschirme und öffnete die Datei mit meinem MRT.

»Wollen Sie auch einen Blick darauf werfen?«, fragte er mich.

Ich hatte gerade genug Kraft, den Kopf zu schütteln. Alles in mir lehnte sich dagegen auf. Ich wollte nicht sehen, was da in mir wuchs. Am liebsten hätte ich den Bildschirm aus dem Fenster geworfen und den Krebs gleich mit.

Er teilte mir das Staging des Tumors mit.

Staging bezeichnet den Ausbreitungsgrad eines Tumors, also das Krankheitsstadium. Dabei wird die Größe des Tumors, der Befall von Lymphknoten und das Vorhandensein von Tochtergeschwülsten, Metastasen, in anderen Organen ermittelt. Dies ist entscheidend für die Festlegung der richtigen Behandlung und die Einschätzung der Prognose.

Nach Auswertung des MRT und einer weiteren CT-Untersuchung erhielt ich folgende Kennzahlen: T3/N2/M0. Glauben Sie mir, zu diesem Zeitpunkt hatte ich alles vergessen, was ich jemals gelernt hatte. Das waren nichts als unzusammenhängende Buchstaben und Zahlen für mich.

Letztlich fasste ich mich so weit, Folgendes zu erkennen: Der Tumor war schon relativ tief in die Darmwand eingedrungen. Einige Lymphknoten waren bereits befallen. Es gab jedoch keine weitere Ansiedelung in anderen Organen. Mein Ärztegehirn versuchte krampfhaft, sich an die Lehrstunden bei meinem Pathologieprofessor zu erinnern. Was war das weitere Vorgehen? Was die Prognose? Musste ich sterben?

Mein Hirn war wie leergefegt. Keine Antworten, nach denen ich so dringend verlangte. Wir brauchten noch eine weitere Information, um mit der Therapie beginnen zu können. Eine Biopsie, um die Art des Tumors zu bestimmen. Wie gefährlich war er? Ein letzter Rest Hoffnung auf eine Oase in der lebensfeindlichen Wüste.

Kaum war ich wieder im Auto, holte ich mein Handy heraus. Seit über zwei Jahren durfte ich bei einem der erfahrensten Onkologen des Landes arbeiten. Das gab mir die Kraft, alles, was ich soeben erfahren hatte, in eine SMS zu fassen und an ihn zu schicken. Seine Antwort kam prompt.

»Komm morgen um neun Uhr in die Klinik!«

Als ich das Auto startete und aus der Garage fuhr, beschlich mich das leise Gefühl, mein Leben würde sich von nun an völlig verändern. Aber ich konnte noch nicht im Entferntesten abschätzen, was das bedeuten würde.

Den reizenden kleinen Grünmarkt habe ich bis heute nicht betreten.

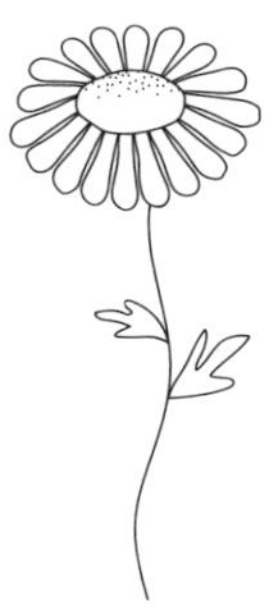

Kapitel zwei

Warum ich?

Nach Schicksalsschlägen quält uns eine Frage besonders: Warum ich? Wir betrachten unsere Entscheidungen, um herauszufinden, ob wir irgendetwas anders hätten machen können. Dabei verstellt uns die Vergangenheit den Blick in die Zukunft. Zufriedenheit und Glück liegen jedoch nicht hinter uns, sie liegen stets vor uns. Wie es gelingen kann, uns auch in schweren Zeiten nach vorne auszurichten, anstatt in die Sicherheit der Erinnerung, das musste ich schnell lernen.

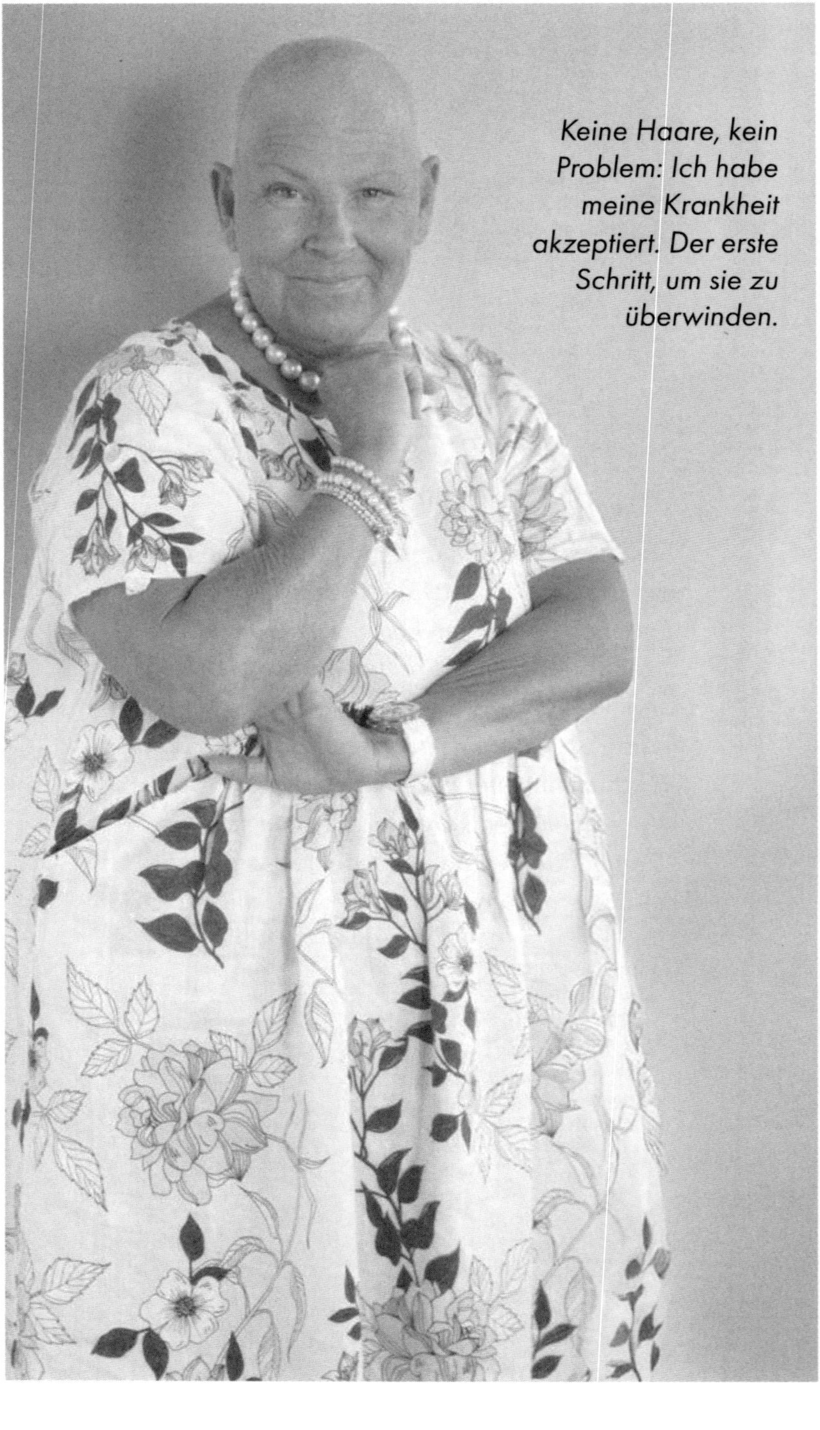

Keine Haare, kein Problem: Ich habe meine Krankheit akzeptiert. Der erste Schritt, um sie zu überwinden.

Die erste Nacht war der blanke Horror. Wenn Sie Erfahrungen mit Ein- und Durchschlafstörungen gemacht haben, wissen Sie, wie kräftezehrend durchwachte Nächte sind. Keine Ablenkung in der Dunkelheit, keine Ruhe in der Stille.

Kaum hatte ich mich ins Bett gelegt, projizierte mein Gehirn Bilder. Das Begräbnis meiner Schwester. Die unterschiedlichen Stadien des Krebsleidens meiner Mutter. Immer wieder durchlebte ich den Streit mit ihr, nachdem ich sie erzürnt verlassen hatte. Am nächsten Morgen rief das Spital an. Sie war in der Nacht gestorben.

Der Grund unseres Streits? Sie hatte sich über die Spitalsküche beschwert. Und ich hatte entgegengehalten, eine Spitalküche sei nun mal kein Haubenrestaurant. Die Spitalsmanagerin war aus mir herausgebrochen und hatte die Empathie verdrängt.

Ich hatte meine Mutter mit ihren Sorgen allein gelassen. Wie hatte ich so egoistisch sein können?

Ich war aufgestanden und ans Fenster getreten, wo ich in die schemenlose Nacht hinausblickte. Mein Atem ging schnell, zu schnell.

Krebs, das Wort unterlegte mein Denken wie eine Melodie, die mir nicht aus dem Kopf gehen wollte. Was, wenn es ein Rektumkarzinom war?

Rektumkarzinom ist ein bösartiger Tumor, der in der Schleimhaut des unteren Darmabschnitts (Rektum) entsteht. Meist entwickelt er sich aus einer zunächst harmlosen Gewebeveränderung in Form gutartiger Wucherungen (Polypen). Kommen bestimmte Faktoren hinzu, können die Polypen entarten und zu einem Rektumkarzinom führen. Das am häufigsten auftretende Rektumkarzinom ist das sogenannte Adenokarzinom.

Die häufigste Therapiemethode ist zunächst eine Verkleinerung der Tumormasse durch Bestrahlung und/oder Chemotherapie, danach eine Operation, um den Tumor zu entfernen. Das kann, muss aber nicht, verbunden sein mit dem Anlegen eines künstlichen Darmausgangs, der später auch wieder rückoperiert werden kann.

Meine Mutter hatte unter dem künstlichen Darmausgang gelitten. Wie würde es mir damit gehen? Ich schloss die Augen. Ich durfte mich nicht mit Mutmaßungen verrückt machen. Ich atmete tief ein und aus. Mit jeder Ausatmung schoben sich die Bilder ein wenig weiter weg, verschmolzen mit der Dunkelheit.

Obwohl es noch sommerlich war, fröstelte ich. Von allen Bildern, Gedanken und Überlegungen blieb eine Frage zurück: Warum ich? Ich hatte keine Symptome gehabt, keine Schmerzen, keinen blutigen Stuhl. Neun Monate zuvor hatte ich im Zuge einer großen Vorsorgeuntersuchung eine Koloskopie gemacht. Dabei hatten die Ärzte zwei Polypen gefunden und entfernt. Im Labor stellten sie sich als gutartig heraus.

Die Darmspiegelung (Koloskopie) ist die wichtigste medizinische Untersuchung zur Früherkennung von Darmkrebs. Bei einer Darmspiegelung können Ärzte mithilfe eines Endoskops den gesamten Dickdarm inklusive des Rektums (Enddarm) einsehen.

Warum ich? Das war eine Frage für die Patientin, nicht die Ärztin. Sinnieren über die Gründe und Bedeutung hatte keinen Sinn. Genauso wenig, wie über die Therapie und ihre Folgen nachzudenken. Ich musste Schritt für Schritt denken, nicht weiter als an die nächste Aufgabe. So wie ich es auch meinen Patienten raten würde. Zuerst brauchte ich weiterführende Untersuchungen und diagnostische Ergebnisse, um eine Diagnose zu erhalten und die beste Therapie zu finden. Die tiefe Atmung brachte mir Klarheit und Struktur zurück.

Sollten Sie jemals in die Situation kommen, eine schwere Nachricht zu erhalten oder vor einem besorgniserregenden Problem stehen, dann warten Sie. Das mag kontraintuitiv klingen. Im Moment der Panik möchte unser Körper sofort handeln, aufspringen, losrennen und alles tun, um irgendetwas zu verändern. Wir wollen kämpfen. Und Kämpfen ist wichtig. Aber wir müssen einen stillen, ruhigen Kampf führen.

Atmen Sie und warten Sie. Warten Sie, bis Sie mehr wissen, und sind Sie sich immer bewusst, eine Arbeitsdiagnose oder eine erste Einschätzung ist noch nicht das Ende. Ja, eines Tages werden wir alle sterben, aber nicht heute. Diesen Kalauer des lieben Snoopy sagte ich mir mehrfach vor, ehe ich wieder ins Bett stieg. Ein anderes berühmtes Filmzitat fiel mir ein: »Morgen auf Tara will ich darüber nachdenken«, von Scarlett O'Hara im Klassiker *Vom Winde verweht*. Morgen war ein neuer Tag. Kein Gedanke würde schlechter werden, wenn ich ihn auf morgen verschob. Dort führte ich noch ein imaginäres Gespräch mit meiner Mutter, ehe ich endlich einschlief.

Am nächsten Morgen stürmte ich in mein Büro und suchte die Mappe mit den Befunden meiner Vorsorgeuntersuchung. Wie konnte es sein, dass bei dieser Untersuchung nichts aufgefallen war? Was ich dort las, möchte ich hier aufschreiben, denn letztlich lernen wir aus unseren Fehlern. Unseren eigenen, aber natürlich auch denen der anderen.

Bei einer Darmspiegelung ist eine gründliche Reinigung des Darms notwendig. Nur ein vollständig gereinigter Darm sichert ein gutes und aussagefähiges Ergebnis. Die Entleerung wird vom Patienten selbst durchgeführt, dafür bekommt er oder sie ein nicht besonders schmackhaftes Mittel, das über einen Tag eingenommen wird und gehäufte Klobesuche nach sich zieht. Ein kleiner Tipp: Wenn Sie nach jedem Schluck etwas

Geschmackvolles nachtrinken, etwa einen Fruchtsaft, dann ist der Geschmack nicht mehr so schlimm. Denn Sie dürfen zwar während der Darmreinigung nichts essen, aber trinken dürfen Sie natürlich.

Ich, eine Ärztin, hatte dies auf die leichte Schulter genommen. So stand es auch im Befund. Aufgrund nicht ideal durchgeführter Darmreinigung konnte über den rekto-analen Übergang keine Aussage gemacht werden.

Um Ihnen womöglich viel Leid zu ersparen, bitte ich Sie an dieser Stelle: Nehmen Sie Vorsorgeuntersuchungen ernst. Auch wenn Sie sich gesund und fit fühlen. Wenn Sie sich gut fühlen, besteht kein Grund, mehr als die empfohlenen Vorsorgeuntersuchungen zu machen. Doch diese sollten Sie dafür ernst nehmen. Zugegeben, die Darmreinigung ist nicht besonders angenehm, aber nach einem Tag ist alles vorbei und die Ergebnisse, die Sie so ermöglichen, können Ihnen viele weitere Jahre einbringen. Nur so macht eine Vorsorgeuntersuchung wirklich Sinn.

Ich fühlte mich wie eine Delinquentin, als ich zu meinem Termin mit dem von mir geschätzten Onkologen fuhr. Zahlreiche Fragen schwirrten in meinem Kopf herum und ich musste mich konzentrieren, sie in die richtige Reihenfolge zu bringen. Welche weiteren Schritte erwarteten mich? Was würde jetzt passieren? Was konnte ich tun?

Für uns Erkrankte ist Untätigkeit die größte Bürde. Mit jeder Faser unserer Körper sind wir bereit, zu kämpfen. Aber dafür müssen wir die Richtung und die Waffen kennen. Blind gegen Windmühlen anzulaufen, verzehrt bloß Kraft und hat keinen Effekt.

Darin liegt der größte Unterschied im Denken zwischen Arzt und Patient. Für den Arzt ist es wichtig, eine Diagnose zu haben, alle Befunde auszuwerten. Beinahe kriminalistisch legt er Puzzlesteine aus Anamnese, Untersuchungsergebnissen, Bildern und manchmal auch Zufallsbefunden zusammen, bis sich ein Bild ergibt. Das Interesse des Patienten hingegen beginnt erst bei der Diagnose. Ihm geht es vor allem um die Therapie. Wie schnell, wie aufwendig, wie schmerzhaft? Bis zur Diagnose verschwendet der Patient meist keinen Gedanken daran, wenn er dann mit einem gesundheitlichen Problem konfrontiert wird, denkt er an nichts anderes mehr. Diese beiden Zustände sind verständlich, aber nicht hilfreich. Wir sollten unserem Körper auch Aufmerksamkeit schenken, wenn alles gut läuft. Und wenn etwas nicht so gut läuft, dürfen wir das nicht zum Gravitationszentrum unseres Denkens machen.

Ein großer Unterschied liegt auch darin, wie Informationen bewertet werden. Eine großangelegte US-Studie hat gezeigt, dass Patienten es als sehr wichtig einstufen, über ihre Erkrankung und ihre Therapie umfassend informiert zu werden. Auf einer Vier-Punkte-Skala lagen die Patienten im Durchschnitt bei 3,2 und 3,9. Das scheint logisch, immerhin geht es doch um ihr Leben und ihre Gesundheit.

Für Ärzte jedoch lag die Wichtigkeit, Patienten umfassend zu informieren, nur zwischen 2,5 und 3,2. Das hat vermutlich damit zu tun, dass Ärzte so viele andere Dinge zu tun haben: Neben der Durchführung von Untersuchungen, dem Behandeln akuter Notfälle, dem Austausch mit Kollegen, dem Suchen nach der richtigen Therapie und, nicht zu vergessen, dem Bewältigen von viel Papierkram scheint die Informierung des Patienten nicht so wichtig. Doch die Arzt-Patient-Kommunikation ist ein elementarer Bestandteil im Heilungsprozess. Der Patient möchte gehört werden, sich wahrgenommen und verstanden fühlen. Sich mit dem Fall des Patienten auseinanderzusetzen, ist auch eine Form des Respekts. Immerhin geht es um sein Leben.

Gerade bei einer schweren, chronischen Erkrankung ist es wichtig, sich dem Arzt anvertrauen zu können. Und dem Arzt oder der Ärztin zu vertrauen. Das Zwischenmenschliche spielt eine nicht zu unterschätzende Rolle für die eigene Genesung. Nehmen Sie sich Zeit, Ihren Arzt kennenzulernen, wenn eine längerfristige Zusammenarbeit bevorsteht. Denn eine Therapie ist letztlich eine Zusammenarbeit zwischen Arzt und Patient. Achten Sie darauf, dass sich Ihr Arzt diese Zeit auch nimmt. Wenn Sie kein gutes Gefühl haben, dann wechseln Sie. Investieren Sie Zeit in die Wahl des richtigen Arztes. Glauben Sie mir, diese Wahl am Anfang Ihrer Therapie ist eine der wichtigsten Entscheidungen.

Ich hatte eine solche Vertrauensperson in meinem Onkologen gefunden, der nicht nur ein international angesehener Spezialist war, sondern auch ein hervorragender Care-Manager, also jemand, der die gesamten Therapieprozesse managen kann.

Wichtig ist, und das muss jeder für sich selbst entscheiden, ob Sie einen knallhart ehrlichen Arzt wollen oder jemanden, der die Informationen verpackt weitergibt. Manche fühlen sich von Direktheit vor den Kopf gestoßen, andere wollen nicht um den heißen Brei herumreden. Ich selbst wollte jemanden, der forsch und geradlinig mit mir ist, mir alle Vor- und Nachteile klar vermittelt, auch wenn das manchmal vielleicht unempathisch wirkt. So war auch die Begrüßung meines Arztes direkt und nicht unbedingt eine Erleichterung.

»Das ist ein ziemlich großer Tumor«, sagte er, ohne lange herumzureden. »Die Lymphknoten sind befallen. Wir brauchen eine Histologie.«

Bei Tumoren wie meinem werden oft Rektoskopien durchgeführt und dabei Gewebe entnommen, um es histologisch zu testen. Bei einer solchen Rektoskopie (auch Proktoskopie genannt) ist es möglich, das Innere der letzten zehn bis fünfzehn Zentimeter des Dickdarms anzusehen und dabei Gewebeproben bestimmter Schleimhautbereiche zu entnehmen. Diese Untersuchung wird mit einem starren Rohr, durch das der Arzt in den Darm sehen kann, durchgeführt. Alle diese Untersuchungen werden unter Kurznarkose durchgeführt, das alles läuft völlig schmerzfrei ab.

Mit meinem Arzt vereinbarte ich einen Termin für die erste Chemotherapie. Ebenfalls organisierten wir einen Termin auf der Chirurgie, damit ich einen sogenannten Portkatheter implantiert bekam. Das ist ein Katheter (vom Lateinischen porta, Pforte), der unter der Hautoberfläche (subkutan) liegt und längere Zeit verwendet werden kann. Dann muss für Infusionen nicht jedes Mal ein neuer Zugang gestochen und gelegt werden und die Venen werden so geschont.

Nun war ich mit all diesen Informationen gerüstet, hatte aber noch immer keine abschließende Diagnose. Dennoch war jetzt der Zeitpunkt gekommen, meinen Freundeskreis zu informieren. Ich war froh, dies nicht sofort getan zu haben. So hatte ich einige Zeit gehabt, erst mal alles für mich zu verarbeiten und mir zu überlegen, wie ich es kommunizieren wollte.

Die Reaktionen fielen so unterschiedlich aus, wie die Menschen nun mal sind. Manche erzählten mir sofort, wer aller aus ihrem unmittelbaren Umfeld an Krebs erkrankt war, wie schrecklich die Therapien seien und welche Freunde sie schon an die Krankheit verloren hatten. Dabei fiel mir auf, wie schwer sie sich taten, offen über das Sterben und den Tod zu sprechen. Sie verwendeten Umformulierungen wie: »Er hat es nicht geschafft«, »Die Ärzte konnten nichts mehr für sie tun«, »Es ging so schnell ...«.

Dann gab es jene, die, noch bevor ich enden konnte, über ihre eigenen Wehwehchen sprachen. Oder jene, die mich plötzlich salbungsvoll betrachteten, als läge ich bereits am Totenbett. Getoppt nur von jenen, die mir meine Erkrankung indirekt zum Vorwurf machten, weil sie sich nun verpflichtet fühlten, sich zu grämen.

All diese Reaktionen bewiesen mir, wie wichtig es wäre, gerade mit den nahen Angehörigen, also Familie und Freunden, eine Schulung im Umgang mit schwerkranken Menschen zu machen. Davon könnte die gesamte Gesellschaft profitieren. Denn es ist für kranke Menschen ungemein wichtig, sofern das möglich ist, ihr Sozialleben weiterführen zu können. Wenn das gelingen soll, dürfen Freunde und Angehörige einen nicht plötzlich wie einen Außerirdischen behandeln oder gar ausgrenzen. Selbst, wenn sie glauben, den Betroffenen damit etwas Gutes zu tun.

Ich hatte Glück. Die meisten meiner Freunde waren besorgt, sie boten mir Hilfe an und verhielten sich sonst so wie immer. Nur selten musste ich tief durchatmen, bevor ich ein Gespräch weiterführen konnte.

Nachdem ich meine Bekannten über meinen Zustand in Kenntnis gesetzt hatte, fühlte ich mich leichter. Die Krankheit war nun nicht mehr etwas, das ich in mir trug wie ein Geheimnis. Durch das Aussprechen und Teilen wurde der Krebs realer, aber in einem positiven Sinne: Denn etwas Reales kann bekämpft werden. Und es auszusprechen, hilft, es zu akzeptieren. Ich würde mich nicht verstellen, nichts verheimlichen brauchen.

Jetzt wussten es alle, meine Ärzte, meine Freunde, meine Familie und auch mir selbst machte ich es erneut bewusst: Ich hatte Krebs. Und ich machte mich daran, ihn zu besiegen.

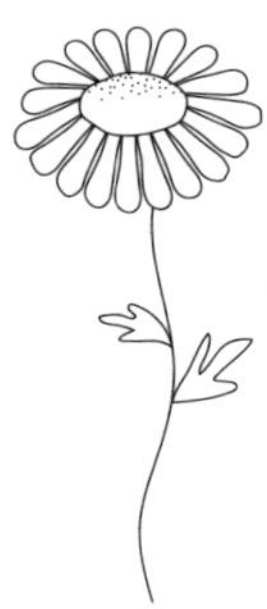

Kapitel drei

Wir sind nicht allein

In schweren Zeiten fühlen wir uns verlassen, einsam, allein. Wir wollen keine Mühe machen, schämen uns für etwas, das nicht unsere Schuld war. Das alles macht es uns nur schwerer, Heilung zu finden. Was wir brauchen, ist Offenheit und Hilfe. Wir dürfen keine Angst haben, Menschen zu erzählen, was uns passiert. Wenn wir uns öffnen, merken wir: Wir müssen da nicht allein durch. Und das hilft mindestens so viel wie die beste Medizin.

Operation. Ein Wort, das immer aufregend klingt. Obwohl oder gerade weil mein angestammter Arbeitsplatz lange der Operationssaal war, habe ich bis heute Hochachtung vor operativen Eingriffen. Zahlreiche Details müssen beachtet werden, ein Team arbeitet hochkonzentriert zusammen, und manchmal müssen die Ärzte innerhalb kürzester Zeit Lösungen für unvorhergesehene auftretende Probleme finden. Es liegt ein Mensch narkotisiert, also bewusstlos, vor uns. Er legt sich völlig in unsere Hände, vertraut sich uns an. Wir als Ärzte sind uns dieser Aufgabe bewusst.

Diesmal betrachtete ich die Operation von der anderen Seite, als Patientin. Das Einbringen eines Portkatheters zählt zu den minimal invasiven Eingriffen. Es geht schnell, es gibt kaum Risiken, für manche wäre es nicht der Rede wert. Davor brauchen sich Patienten nicht zu fürchten. Obwohl ich das alles wusste, bestieg ich an besagtem Tag mit gemischten Gefühlen den Lift zur grünen Bettenstation 21, der Chirurgie.

Mein unangenehmes Gefühl wich allerdings, als einige Menschen zustiegen und ich in bekannte Gesichter blickte. Chirurgen, mit denen ich jahrelang im AKH zusammengearbeitet hatte. Sie fragten, wie es mir ging, wir tauschten uns über die Arbeit aus und lachten gemeinsam. Humor ist das Rückgrat positiven Denkens und sollte niemals verloren gehen, auch nicht im Lift, der einen zur anstehenden Operation brachte.

Krebs ist, wie viele schwere Erkrankungen, höchst individuell. Wer was besser oder schlechter verträgt, hängt vom jeweiligen Menschen ab. Aber jeder erlebt in seinem Umgang damit Höhen und Tiefen. In den vielen Stunden, die ich in Wartezonen der Tagesklinik verbrachte, plauderte ich mit Patienten. Sie alle berichteten von unterschiedlichen Erfahrungen. Manche vertrugen die Strahlentherapie gut, andere hatten kaum Nebenwirkungen bei der Chemotherapie, wieder andere waren nach einer Operation schnell wieder auf den Beinen. Ein gemeinsamer Nenner: Wer trotz seiner Krankheit nicht das Lachen verlernte, tat sich leichter. Vielleicht konnten diese Menschen ihre Situation auch einfach nur von einer besseren Perspektive aus betrachten. Aber ihre Lebensqualität war sicherlich höher.

Natürlich hat nicht jeder die gleichen Voraussetzungen. Viel hängt vom sozialen Umfeld ab. Einsamkeit behindert den Heilungsprozess. Das ist mittlerweile gut medizinisch belegt. Das Gehirn nimmt Einsamkeit als Bedrohung wahr. Das ist evolutionär bedingt, denn unsere Vorfahren mussten in Gruppen leben, um zu überleben. Dieser Mechanismus ist noch nicht aus unserem Körper verschwunden und so schütten wir, wenn wir einsam sind, Cortisol aus. Eine chronische Ausschüttung von Stresshormonen verändert das Immunsystem negativ. Wir produzieren weniger Antikörper, Wunden heilen langsamer, weisen höhere Entzündungswerte auf. Besonders Letzteres hängt mit der erhöhten Ausschüttung von Zytokinen zusammen, die bei einsamen Menschen auftritt. Ganz ungeachtet von den sozialen und psychologischen Folgen von Einsamkeit. Wir schlafen schlechter, sind anfälliger für Depressionen, haben geringere Motivation, uns für die Heilung einzusetzen. Therapien werden früher abgebrochen, Medikamente nicht wie geplant eingenommen, weil das Support-System fehlt. Heilung ist mehr als ein medizinscher Begriff, sie ist ein sozial-biologischer Prozess. Allerdings ist Einsamkeit nicht gleichzusetzen mit Alleinsein. Wer allein lebt, aber über ein gutes Netzwerk von Freunden verfügt (dabei ist die Anzahl egal), der tut sich leichter. Hingegen kann sich auch ein Mensch mit Partner und vielen »Freunden« einsam fühlen. Einsamkeit hat mit der Qualität unserer Beziehungen zu tun, nicht mit deren Anzahl.

Ich lebte zehn Jahre lang leidenschaftlich als Single und betonte stets, dass allein leben noch lange nicht Einsamkeit bedeutete und mir Freiheit immer wichtiger war als Bindungen, die möglicherweise in Abhängigkeiten endeten. Und dennoch tat es mir unglaublich gut, mit Freundinnen zusammenzusitzen und einfach über Alltägliches zu reden. So gelang es mir, den Gedankenkreis um meine Krankheit zu durchbrechen.

Besonders hilfreich dabei war meine geliebte Hündin Ambra. Wenn wir nebeneinander auf dem Sofa saßen, sie ihren Kopf auf meinen Schoß legte, dann hatte ich das Gefühl, sie wusste ganz genau, wie es mir ging. Manchmal dachte ich, sie hielt trotz ihres hohen Alters von 17 Jahren durch, weil sie wusste, wie sehr ich sie brauchte. Während ich diese Zeilen schreibe, ist die Erinnerung noch ganz frisch, wie sie neben mir lag, ich ihre Pfote nahm, in ihre bernsteinfarbenen Augen blickte, die in den letzten Jahren milde und gelassen geworden waren. Ich konnte die Tränen nicht zurückhalten.

»Bitte, Ambra«, flüsterte ich. »Geh noch nicht. Ich weiß, du dürftest, aber ich brauch dich so sehr.« Sie schmiegte ihren weiß gewordenen Kopf an mich und schien mir zu zeigen: Ich passe auf dich auf. Ich lasse dich nicht allein.

Ich fühlte tiefe Dankbarkeit. Aber auch ein schlechtes Gewissen. Mein Egoismus sollte nicht über ihren Schmerz regieren. Wenn sie die Zeit für reif hielt, dann sollte sie gehen. Auch wenn mein Herz in tausend Einzelteile zerspringen würde. Das versuchte ich ihr zu vermitteln. Sie schleckte mir zur Antwort über die Hand. Ambra begleitete mich durch die schwersten Phasen meiner Krankheit. Mit ihr erlebte ich dunkle Momente der Verzweiflung und helle Tage der Hoffnung. Am 23. Dezember 2025, einen Tag vor Weihnachten, war es schließlich so weit. Ich musste sie gehen lassen. Aber die Erinnerungen an 17 gemeinsame Jahre geben mir noch heute Kraft und Freude.

Jemanden zu haben, egal ob Haustier oder Mensch, zu dem wir in den dunklen Momenten sprechen können, ist unvorstellbar wichtig. Es geht nicht um aufmunternde Worte. Oder Ratschläge. Oder Durchhalteparolen. Es geht darum, einfach alles abladen zu können, was uns auf der Seele liegt, und danach einen warmen Körper zu haben, der uns in dieser Welt hält.

Meine Hündin Ambra war eine wichtige Stütze.

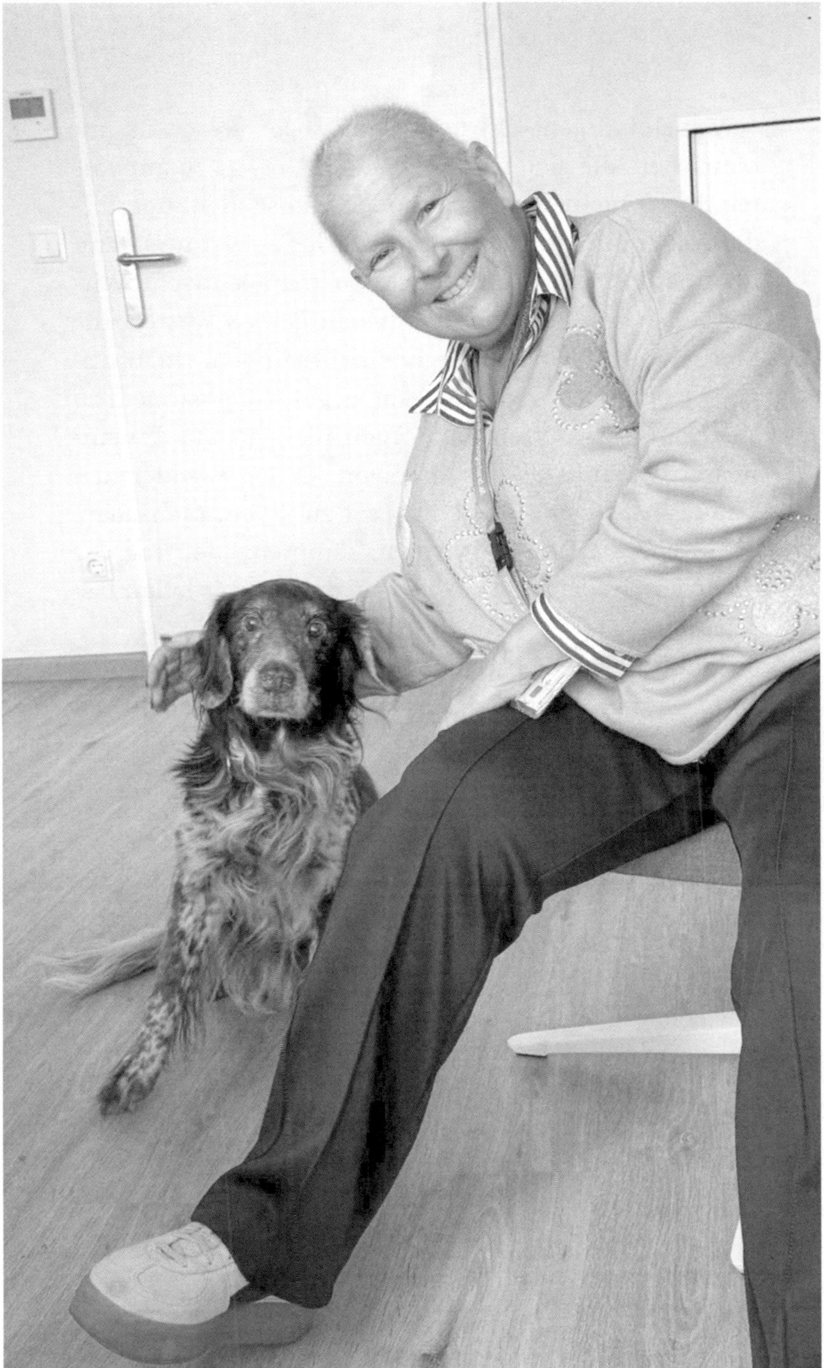

Manchmal geht das mit Tieren sogar besser als mit Menschen, die sich bemüßigt fühlen, etwas zu antworten. Meist meinen sie es gut oder sind schlicht überfordert. Aber ein Tier, das kommentarlos zuhört und dann für uns da ist, hat eine geradezu therapeutische Wirkung. Es kann auch helfen, uns an bereits verstorbene Menschen zu wenden, die uns nahestanden. Unabhängig davon, was wir glauben, tut es gut, zu jemandem zu sprechen. Wir dürfen die Sorgen nicht in uns hineinfressen. Wir müssen uns lösen von der Sorge, andere damit zu belästigen, ihnen zur Last zu fallen. Menschen, die schwere Zeiten durchleben, kämpfen jeden Tag. Sie brauchen Momente, in denen sie den Panzer fallen lassen können.

Immer wieder höre ich, wie schwierig der Umgang von Erkrankten mit Familien, Freunden und Arbeitskollegen sein kann. Daher möchte ich einen kurzen, persönlichen Einschub an unsere Nächsten richten.

Liebe Familien,
Lebenspartnerinnen,
Freunde und Bekannte!

Ja, es ist ein Schock zu erfahren, dass bei einem geliebten Menschen eine schwere Krankheit diagnostiziert wurde. Angst vor Verlust, vor dem Miterleben von Schmerz oder Hilflosigkeit, vor negativen Veränderungen steigt auf. Zu sehen, wie aktive Menschen körperlich verfallen. Zu erleben, wie mutige Menschen plötzlich Furcht in den Augen haben.

All das verunsichert. Und erschwert den Umgang mit Kranken. Aber eines muss Ihnen bewusst sein: Wenn Sie sich abwenden, schicken Sie uns Kranke mit unseren schweren Gedanken in die Wüste der sozialen Isolation. In die Einsamkeit. Wenn wir sehen, wie wir jenen zur Last fallen, die uns am nächsten stehen, ziehen wir uns mit dem Schmerz zurück. Dann rollen wir uns zusammen zu einem kleinen, dunklen Punkt, in dem nur noch die Krankheit herrscht.
Niemand wird absichtlich krank, um sich selbst und die Angehörigen in eine emotionale Achterbahnfahrt zu stürzen. Wir, die Kranken, wollen normal behandelt werden. Vielleicht braucht jeder Betroffene unterschiedlich lange, bis er oder sie die Diagnose akzeptieren und verarbeiten kann. Spätestens aber, wenn wir uns öffnen, wollen wir so behandelt werden wie vor der Diagnose. Keine Sorge, wir werden nicht sofort tot umfallen. Hoffentlich gar nicht in absehbarer Zeit. Wir sind nicht aus Glas und wir wissen meist genau, was unser Körper, vor allem während Therapien, benötigt und was wir uns zumuten können. Tatsächlich lernen wir uns in einem solchen Heilungsprozess ziemlich gut

kennen. Wir entwickeln ein feines Sensorium, fast wie eine Superkraft.

Wir wollen weiterhin am Leben teilhaben. Dieses Leben brauchen wir mit jeder Faser unseres Körpers. So, wie wir Normalität brauchen. Es gibt keine Patentrezepte, wie Kranke zu behandeln sind, weder für Ärzte noch für Angehörige. Jeder ist anders. Menschen, die von schweren Krankheiten betroffen sind, verändern ihr soziales Verhalten. Ich selbst etwa verlor das Interesse an der Schickeria. Mir war es nicht mehr wichtig, bei jedem Event dabei zu sein und mich zu zeigen. Das war als Politikerin wichtig, mittlerweile ist mir aber die Zeit dafür zu schade. Ich meide Energieräuber und freue mich über humorvolle, tiefsinnige Gespräche im Freundeskreis.

Simple Dinge, für die früher nie Zeit blieb, wie das Spazierengehen an der frischen Luft oder durch einen nahen Wald, gewinnen an Schönheit. Außerdem versorgen wir unseren Körper so besser mit Sauerstoff und trainieren unsere Muskulatur, ein wichtiger Genesungsfaktor. Nehmen Sie also Ihren lieben Menschen, der eine schwere Zeit durchmacht, und gehen Sie mit ihm spazieren.

Genauso schön sind Gesellschaftsspiele. Sie machen Spaß und trainieren das Gedächtnis. Sie lenken ab und lassen Gefühle aufkommen, die nichts mit der Krankheit zu tun haben.

Freude über einen guten Zug, ein glückliches Blatt oder Ärger über eine verpasste Chance.

Suchen Sie gemeinsame Aktivitäten. Pflanzen Sie Blumen, backen Sie Kekse oder spazieren Sie in Ruhe durch Ihre gemeinsame Stadt und lernen Sie diese richtig kennen. Ergreifen Sie die Initiative und lassen Sie sich nicht verunsichern, wenn Sie eine Absage erhalten. Kranke können Angst haben, Ihnen zur Last zu fallen. Nehmen Sie ihnen diese Sorge. Wenn sie sich zu schwach fühlen, dann überlegen Sie, welche andere Aktivität Sie gemeinsam unternehmen könnten. Zeigen Sie Ihrem lieben Menschen, wie gern Sie etwas mit ihm tun. Unabhängig von seiner Krankheit.

Während meiner Phase der Übelkeit im Zuge der Chemotherapie habe ich alle Einladungen zu Abendessen ausgeschlagen. Ich wollte nicht in einem tollen Restaurant sitzen und bloß klare Suppe in mich löffeln oder Tee trinken. Stattdessen kamen Freundinnen auf Besuch, wir setzten uns zusammen und sprachen über Gott und die Welt. Über alles, außer über meine Krankheit.

Ja, ich verlange viel von Ihnen. Aber dafür werden Sie erleben, wie sich der Kopf des lieben Menschen plötzlich an Ihre Schulter lehnt und er Ihnen ins Ohr flüstert: »Danke, dass du da bist.« Und das ist ziemlich viel wert.

Kapitel vier

Mehr Glück als Verstand

Wenn wir die Diagnose Krebs erhalten, reagieren wir erst mal mit Schock. Doch erst histologische Befunde bringen Klarheit. Manchmal kann es dauern, bis diese da sind, aber wir dürfen uns während der Wartezeit nicht in Mutmaßungen und Spekulationen verlieren. Konzentrieren wir uns auf das, was wir wissen, und ignorieren wir, was wir noch nicht wissen. Manchmal kann ein Befund das ganze Leben verändern.

Dann kam er. Der Tag, den ich gefürchtet wie herbeigesehnt, den ich zu verdrängen versucht hatte und doch ständig an ihn denken musste, der Tag, mit dem ein Abschnitt enden und ein neuer beginnen würde. Mein erster Tag Chemotherapie.

Warum herbeigesehnt? Weil ich mir, seit ich die Diagnose erhalten hatte, nichts sehnlicher wünschte, als den unwillkommenen Gast im eigenen Körper zu eliminieren.

Daher ist die schnelle Verfügbarkeit von Therapien, auch wenn eine Behandlung rein medizinisch betrachtet noch etwas warten könnte, so wichtig. Jede Wartezeit verlängert die Angst, und diese Angst kann sich in den Patienten eingraben wie ein Splitter, der sich irgendwann entzündet.

Heute sollte also die Chemotherapie beginnen. Den Portkatheter hatten die Ärzte erfolgreich unter meine Haut implementiert, die Blutbefunde waren in Ordnung, nur auf die Histologie warteten wir noch. Diese war wichtig, da bei unterschiedlichen Krebsarten spezielle Therapien eingesetzt werden.

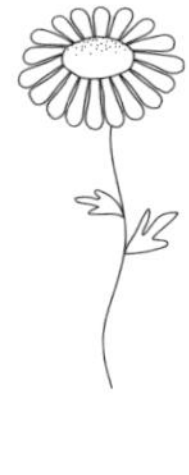

Eine Chemotherapie kann auf unterschiedliche Arten zur Anwendung kommen: systemisch (wirkt im ganzen Körper) oder lokal (wirkt nur im Tumor-Abschnitt), kurativ (zur Heilung) oder palliativ (zur Verbesserung der Lebensqualität und Verlängerung der Lebenszeit), neoadjuvant (vor der Operation oder Bestrahlung) oder adjuvant (nach der Operation oder Bestrahlung), als Mono- oder Kombinationstherapie. Welche Chemotherapie mit welchen Medikamenten und Inhaltsstoffen kombiniert wird, richtet sich immer nach der Art des Tumors, nach dem Ort im Körper, an dem er sich befindet, und dem Zeitpunkt der Therapie.

Wie mit Professor Zielinski ausgemacht, sollte ich die Therapie im eigenen Haus absolvieren, dem Wiener AKH. An besagtem Tag schlich ich mit gesenktem Kopf die wenigen Stiegen hinauf zu der mir zugewiesenen Station. Ich traute mich fast nicht, in die Gesichter des Pflegepersonals zu blicken. Das war der Nachteil, die Therapie hier zu erhalten: Die kummervollen Gesichter verhießen nichts Gutes. Ich wusste auch, warum. Erst vor wenigen Wochen war ein äußerst beliebter und langdienender Pfleger rasend schnell einem höchst aggressiven Krebs erlegen. Ich konnte sehen, wie sie dachten: »Bitte, nicht schon wieder.«

Eine Chemotherapie dauert meist mehrere Wochen oder Monate. Dabei wechseln sich Behandlungs- mit Erholungsphasen ab, Zyklen genannt. Wie oft und in welchen Zyklen die Chemotherapie zum Einsatz kommt, hängt von der Wirkungsdauer der Medikamente, der benötigten Erholungszeit und der Gesamtdauer der Therapie ab.

Patientinnen und Patienten mit einer Krebserkrankung bekommen meist in bestimmten Abständen eine Chemotherapie und werden wiederholt mit Zytostatika behandelt. Bei starken Nebenwirkungen der Chemo kann es sinnvoll sein, vom üblichen Therapieschema abzuweichen. Mit Bluttests, Gewebeproben oder bildgebenden Untersuchungen wie einer Computertomografie (CT) lässt sich beurteilen, ob die Chemotherapie effektiv ist. Ist dies nicht der Fall, wird der Wirkstoff gewechselt.

Im Zimmer angekommen, holte mich die Wirklichkeit ein. Auf dem Bett stand meine Reisetasche, daneben der Infusionsständer mit der Infusionspumpe, deren schriller Warnton deutlich machte: Das hier war kein Urlaub. Ein Kollege schloss meinen Portkatheter an die Infusion an. Ich merkte, wie nahe es ihm ging. All die Emotionen, die sich in den vergangenen Tagen aufgestaut hatten, brachen aus mir heraus. Ich konnte nicht mehr stark sein. Ich gab einfach nach.

Ich weinte, lange, tief und hemmungslos. Auch diese Momente gehörten zu meinem Weg. In denen sich die Welt auflöst in eine verschwommene Version ihrer selbst. Eine meiner Lieblingsschwestern trat ein, kam zu mir und umarmte mich. Wir weinten gemeinsam.

Lassen Sie Emotionen zu. Sie werden sehen, der Druck wird leichter, als hätte sich ein Ventil geöffnet. Sie müssen nicht immer stark sein. Es gibt Zeiten der Stärke und Zeiten der Schwäche. Wie der chinesische Philosoph Lao-Tse vor tausenden Jahren sagte: »Sein Schwachsein bewahren, das nenne ich Stärke.«

Als die Schwester gegangen war und ich meine Tränen getrocknet hatte, meldete sich unvermutet eine liebevolle Stimme aus der anderen Ecke des Zimmers. »Ist es für Sie heute die erste Chemotherapie?«

Ich hatte die ältere Dame, die mich freundlich aus ihrem Bett anlächelte, zunächst gar nicht bemerkt, so gefangen war ich in meinen eigenen Gefühlen gewesen. Erst jetzt bemerkte ich ihre Pumpe, von der die hohen Töne kamen. Nicht von meiner.

»Ja«, antwortete ich. »Heute geht es los.«

»Sie brauchen sich nicht zu fürchten«, sagte die Frau mit einer Ruhe, als unterhielten wir uns bei Kaffee und Kuchen. »Es ist mein zehnter Zyklus. Am Anfang ist es noch gar nicht schlimm. Sie müssen die

Therapie als Ihren Verbündeten und nicht als Ihren Feind sehen.«

Nun lächele ich, wenn ich daran denke, wie oft ich das zu mir gesagt habe. Das war der Grund, warum ich lieber Doppel- als Einzelzimmer hatte. So traf ich Menschen, die ähnliches erlebten, und gegenseitig konnten wir uns Mut machen.

Die Tür ging auf und Professor Zielinski kam herein. Ewig werde ich mich an dieses Bild erinnern. In den letzten Gesprächen hatte er ein melancholisches Gesicht aufgesetzt, doch nun trug er ein breites Lächeln zwischen den Mundwinkeln. Er hielt ein Stück Papier in der Hand. »Du hast mehr Glück als Verstand!«

Ich starrte ihn verständnislos an.

»Die Histologie ist endlich gekommen«, erklärte er. »Es handelt sich um ein Plattenepithelkarzinom, kein Rectumkarzinom.«

Anästhesisten, wie ich selbst eine war, wissen zwar normalerweise alles oder tun zumindest so, aber ich gebe zu, die Onkologie war für mich stets ein Buch mit sieben Siegeln. Professor Zielinski erklärte mir, ein Plattenepithelkarzinom werde nicht operiert und ich benötigte nicht einmal eine Chemotherapie. Das Karzinom müsste mit etwa dreißig Bestrahlungseinheiten in den Griff zu bekommen sein.

»Die einzige Infusion, die du heute bekommst, sind Vitamine«, sagte Professor Zielinski leicht euphorisch.

»Sehen Sie«, warf die Dame aus der Ecke ein, »schon ist alles anders.«

Ja, das war es. Alles anders! Ein einziger histologischer Befund veränderte meinen therapeutischen Weg um 180 Grad. Und brachte meine Gefühlslage völlig durcheinander.

»Danke, danke, danke!« Mehr konnte ich nicht stammeln. Es fühlte sich an, als wäre ein zentnerschwerer Granitblock von meiner Brust genommen worden. Endlich konnte ich wieder richtig atmen. Keine Chemo, keine OP, dreißig Bestrahlungen – das bekam ich locker hin! Die Freude überrollte mich wie eine gewaltige Welle. Für einen Moment verging mir Sehen und Hören.

Ich war gefangen in einer Blase aus Glück, die mich für einen Augenblick immun machte gegen alles, was die äußere Welt noch für mich bereithalten sollte. Solche Momente sind wohl nur jenen vergönnt, die auch ihre Kehrseite erlebt haben, die existenzbedrohende Angst. Die schwierigsten Zeiten bringen die schönsten Momente hervor, machen uns erst die Gefühlsweite bewusst, über die wir verfügen. Auch das ist eine Blume in der Wüste, für die wir Dankbarkeit empfinden können.

Als ich an diesem Tag das Spital verließ, kam mir die Welt verwandelt vor: Der Himmel war blauer als sonst, die Menschen waren fröhlicher als gewöhnlich. Als ich an der Ampel wartete, blickte ich zu den Türmen des AKH hoch, in der Tasche hatte ich einen Gesprächstermin an der Universitätsklinik für Strahlentherapie. An diesem Tag konnte ich meinem ungewollten Mitbewohner mit einem Lächeln entgegentreten und ihm den Kampf ansagen. Mit neu gewonnenem Mut sagte ich mir: »Das Leben ist schön und lebenswert. Und ich möchte noch einiges davon haben!«

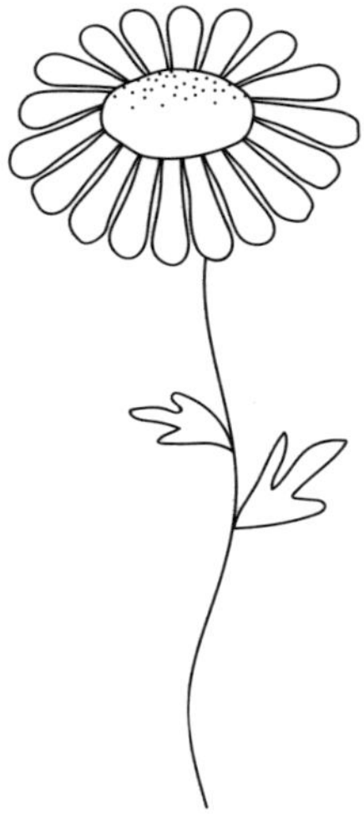

Kapitel fünf

Wie wir den richtigen Deckel für unseren Topf finden

Mindestens so wichtig wie der richtige Partner ist der richtige Arzt. In schweren Momenten ist er es, dem wir vertrauen müssen. Der uns anleitet, der uns berät, wenn wir nicht weiterwissen. Der Einzige, der uns ehrlich sagen kann, wie die Situation aussieht. Den richtigen Arzt zu wählen ist eine der wichtigsten Entscheidungen für den Heilungsprozess. Ich fand meinen mit etwas Glück, aber auch, weil ich alles versuchte, um meinen Kampf gegen den Krebs zu gewinnen. Und wer aktiv sucht, der findet.

Der Volksmund weiß, jeder Topf muss seinen Deckel finden. Gemeint ist damit die Partnersuche. Ich weite diese alte Weisheit auf die Arzt-Patient-Beziehung aus. Diese ist mindestens so vulnerabel und Belastungsgrenzen ausgesetzt wie eine Partnerschaft. Vor allem bei einer schweren oder chronischen Erkrankung ist der behandelnde Arzt der einzige Anker in einem Meer von Unsicherheit. Viele Fragen beschäftigen den Betroffenen vom Aufstehen bis zum Schlafengehen und verfolgen ihn nicht selten in seine Träume. Welche Therapiemöglichkeiten gibt es? Mit welchen Nebenwirkungen muss ich rechnen?

Andere sind schwerer zu beantworten, sofern keine Kristallkugel zur Hand ist: Werde ich wieder gesund? Muss ich sterben?

Vergessen Sie als Betroffener nie: Auch Ärztinnen und Ärzte sind Menschen. Tag für Tag stehen sie unter enormen Zeitdruck und müssen ein schier unglaubliches Pensum bewältigen. Stets müssen sie konzentriert und aufmerksam bleiben, denn Menschenleben hängen von ihnen ab. Nicht nur fachliche, sondern auch emotionale Kapazitäten werden von ihnen gefordert. Natürlich leben sie mit dem Schicksal eines Patienten mit, vor allem, wenn sie die Krankheit lange begleiten. Aber sie dürfen dem Fall nicht zu nahekommen, sonst brennen sie aus und nichts bleibt mehr übrig für den nächsten Patienten. Obwohl Ärzte Profis sind, ist dieser Grad zwischen Distanz und Nähe immer wieder aufs Neue zu finden und es ist nicht immer einfach, ihm bis ans Ende zu folgen.

Dabei haben auch Ärzte Fragen und Sorgen. Sie suchen verzweifelt nach Antworten und verachten ihr Scheitern. Noch dazu besitzen Ärzte ein eigenes Privatleben mit allen Höhen und Tiefen. Ich habe in all meinen Jahren im Gesundheitswesen noch nie einen Kollegen erlebt, der seinen Patienten etwas Schlechtes will, im Gegenteil. Oft scheitern Ärzte aber an den Rahmenbedingungen, über die sie keine Macht haben. Das ärgert sie grenzenlos. Wenn Sie den Arzt von dieser Seite kennenlernen, sehen Sie, wie wichtig es ist, einen Deckel zu finden, der perfekt auf den Topf passt.

Als ich einige Tage nach meiner abgesagten Chemotherapie die Klinik für Strahlentherapie suchte, wusste ich noch nicht, wie knapp ich davor war, meinen persönlichen Deckel zu finden. Aber ich spürte, dieser Ort wollte mit etwas Gutes. Bereits im Sekretariat empfing mich die bezaubernde Vorstandsassistentin mit einem Lächeln und bat mich, kurz im Zimmer des Chefs Platz zu nehmen. »Die Visite dauert noch, aber er wird gleich kommen«, sagte sie.

Einmal mehr musste ich Professor Zielinski danken, der mich als perfekter Case-Manager hierhergeführt hatte. Ein guter Arzt therapiert alle Krankheiten, die er therapieren kann. Und ein noch besserer Arzt weiß stets, welchen Kollegen er empfehlen kann für Krankheiten, die er selbst nicht therapieren kann. In diesem Fall war das Professor Joachim Widder, der 2007 aus dem niederländischen Groningen zurück an die Medizinische Universität Wien kam, um dort den Vorstandsposten der Strahlentherapie-Radioonkologie zu übernehmen.

Unser erstes Treffen war trotz des negativen Anlasses ein durchwegs positives. Ich traf auf einen ruhigen, überlegten, kompetenten, aber auch höchst empathischen Menschen, der mir sofort das Gefühl vermittelte, dass es ihm nicht um Macht, Einfluss oder Eitelkeit ging, wie das bei ranghohen Ärzten manchmal vorkommen kann, sondern allein um mich, die Patientin. Um meine Sorgen und Ängste. Er konnte nicht in die Zukunft blicken, aber er war ehrlich. Und das zählt viel mehr.

Fragen Sie, fragen Sie, fragen Sie! Bei jeder Begegnung mit Ihrem Arzt haben Sie die Gelegenheit, alles auf den Tisch zu legen, was Sie beschäftigt. Wenn Sie nervös sind oder Angst haben, etwas zu vergessen, schreiben Sie sich die Fragen auf. Als Schmerztherapeutin wartete ich früher oft ungeduldig auf die genaue Definition der Schmerzqualität (stumpf, stechend, brennend, schneidend …). Jetzt als Patientin konnte ich trotz meines Fachwissens manche Empfindungen nicht beschreiben, zumindest nicht, wenn ich nicht in Ruhe darüber reflektierte. Das geht allen so. Daher machte ich mir Notizen, wann immer mir ein Gedanke kam, den ich mit dem Arzt teilen wollte oder über den ich mir Klarheit wünschte.

Professor Widder nahm sich die Zeit, mir genau zu erklären, wie die Bestrahlung ablaufen würde, mit welchen Zeitplänen ich zu rechnen hätte und welche Nebenwirkungen auftreten konnten. Wir vereinbarten den Termin für die Bestrahlungsplanung. Pünktlich an meinem 62. Geburtstag.

Die Bestrahlungsplanung ist eine entscheidende Vorbereitungsphase für die Strahlentherapie. In ihr wird ein individueller Plan erstellt, um einen Tumor präzise zu treffen und gleichzeitig gesundes Gewebe zu schonen. Sie umfasst eine CT zur Erfassung der Anatomie, die Abgrenzung des Zielvolumens und der Risikoorgane sowie die Berechnung einer optimalen Dosisverteilung mit computergestützten Systemen. Ziel ist die Maximierung der Wirksamkeit am Tumor bei gleichzeitiger Minimierung von Nebenwirkungen für den Patienten.

Die Therapie umfasste dreißig Bestrahlungen, täglich zwischen Montag und Freitag, ungefähr zehn Minuten pro Einheit. Wochenenden frei. Ein echter Fulltime-Job.

Um die umliegenden Organe (Blase, Gebärmutter) zu schützen, sollte ich mit gefüllter Blase erscheinen. Das trieb mir mehr als einmal den Schweiß auf die Stirn.

Die Idee hinter Strahlen- wie Chemotherapien ist, schnell wachsende Tumorzellen mehr zu schädigen als langsam wachsende Zellen. Zu den schnell wachsenden Zellen gehören allerdings auch Haarwurzelzellen, Schleimhautzellen, Knochenmarkszellen. Daher die Nebeneffekte. Bekannte Nebeneffekte wie Müdigkeit (das sogenannte Fatigue-Syndrom), Übelkeit und Irritation von Schleimhäuten können durch frühzeitige Begleitung deutlich reduziert werden. Vor allem die Schädigung der Mitochondrien (das Kraftwerk des Körpers) wirkt sich spürbar aus.

Ich bin überzeugt, es ist ein enormer Vorteil, Therapien im Kampf gegen den ungewollten Eindringling als Hilfestellung und notwendige Werkzeuge zu betrachten, sie positiv und dankbar als Wegbegleiter unserer Schlacht anzunehmen. Eine solche Einstellung kann bei der Genesung helfen. Die Nebenwirkungen, die Therapien haben können, sind mir leidvoll bewusst. Die Vorteile, die sie mit sich bringen, wiegen diese aber in meinen Augen auf. Bedenken Sie, der medizinische Fortschritt schreitet täglich voran. Medikamente werden sicherer, Therapien nebenwirkungsfreier. Zudem gibt es zahlreiche Medikamente, die Nebenwirkungen lindern. Wir sollten froh sein, nicht allein in diese Schlacht ziehen zu müssen. Um den Krieg zu gewinnen, brauchen wir loyale Soldaten an unserer Seite. Während der Strahlentherapie, die ich bald beginnen sollte, habe ich mit meinem Gerät, einem Linac A, leise gesprochen.

»Hallo, lieber Linac A«, sagte ich. »Bitte sei heute sanft mit mir und vertreib die Metastasen aus meinem Körper!«

Während der Chemotherapie, von der später im Buch noch die Rede sein wird, als die Flüssigkeiten durch meine Vene flossen, unterhielt ich mich mit den vielen kleinen Soldaten, die für mich den bösen Tumor bekämpften. Das war kein Zeichen beginnender Wahnvorstellungen, sondern ein erlernter Ablauf, der mir die Therapie ungemein erleichterte.

Was Sie selbst tun können, um die Therapie möglichst zu unterstützen? Nehmen Sie Mikronährstoffergänzungen ein, ernähren Sie sich ausgewogen, trinken Sie Grünen Tee, bewegen Sie sich an der frischen Luft, am besten unter der Obhut einer Therapeutin.

Oft vernachlässigt, aber ungeheuer wichtig ist die Psyche. Trauen Sie sich und führen Sie ein Gespräch mit einer Psychoonkologin. Das sind Psychotherapeuten, die auf Krebspatienten spezialisiert sind. Oft habe ich gehört, wie Betroffene ihren Zweifel an dieser Methode ausgedrückt haben. Auch ich gehörte zur Riege der Skeptiker. Aber glauben Sie mir, trotz der anfänglichen Ablehnung ebneten mir diese Stunden, gerade in den schwierigen Phasen, einen Weg zu neuen Überlegungen und Perspektiven. Heute sind zum Glück in allen onkologischen Einrichtungen Psychologen tätig. Nutzen Sie dieses Angebot, sei es eine Psychoonkologin oder eine Onkologie-Schwester.

Onkologie-Schwestern sind spezialisierte Pflegefachkräfte, die Krebspatienten betreuen. Sie verfügen über einschlägiges Fachwissen und können Dinge erklären, die im Arztgespräch offen geblieben sind. Die psychische und soziale Betreuung und Beratung von Angehörigen zu Therapieabläufen, Ernährung und Selbstpflege gehören ebenfalls zu ihren Aufgaben.

Im Rahmen einer meiner Chemotherapiezyklen erreichte ich einen psychischen Tiefpunkt. Es fiel mir nicht leicht, das zu artikulieren. Die Onkologie-Schwester der Tagesklinik betrat mein Zimmer, sah mich und brauchte gar nicht mehr zu fragen. Sofort kam sie zu mir. Es tut gut, das Gefühl zu haben, mit jemandem sprechen zu können, für den man nicht stark sein und nicht funktionieren muss. Nach so einem Gespräch ging es mir stets besser. Und das Leben erhält erneut die Chance, wunderbar zu werden.

Professor Widder machte mir das beste Weihnachtsgeschenk. Meine letzte Bestrahlung wäre eigentlich der 25.

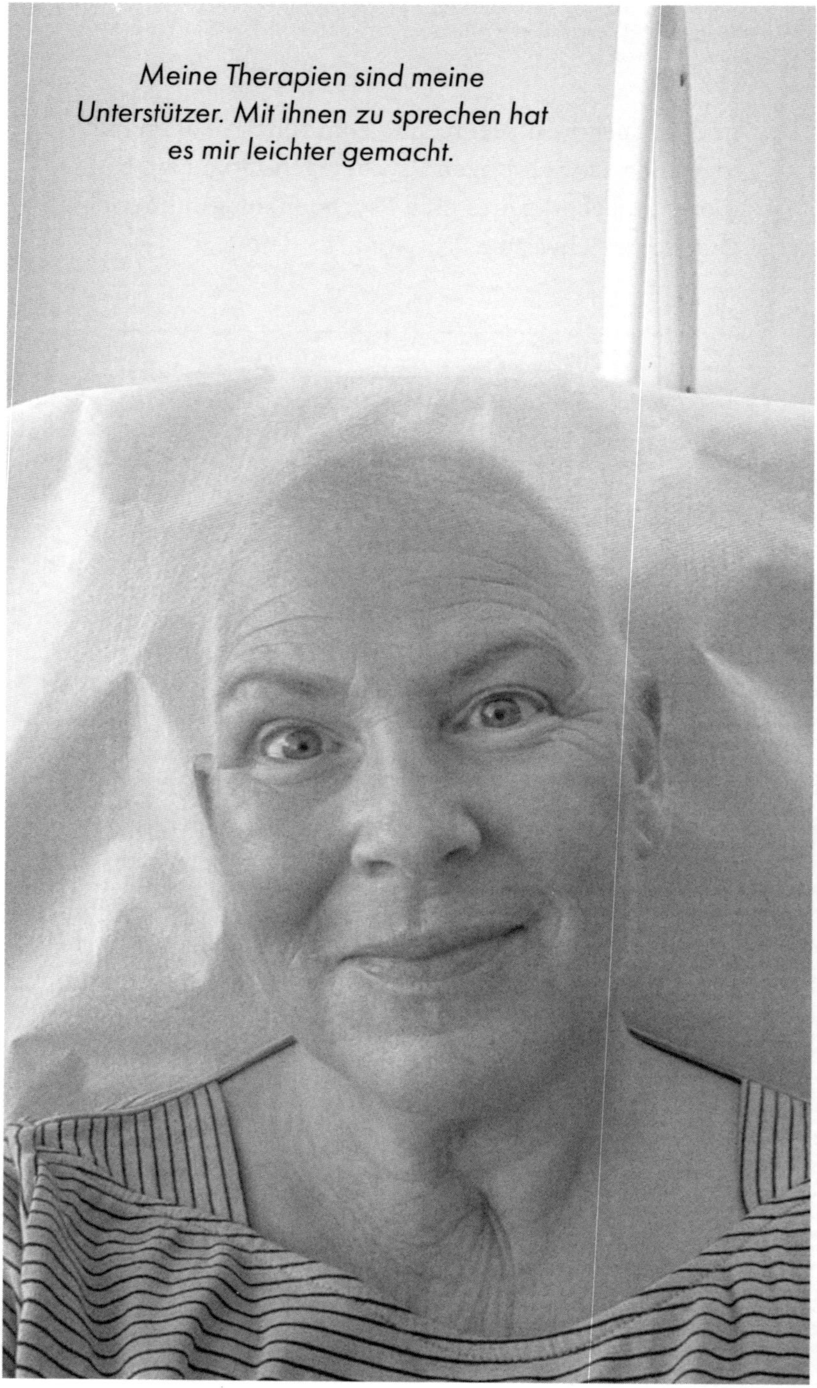
Meine Therapien sind meine Unterstützer. Mit ihnen zu sprechen hat es mir leichter gemacht.

Dezember gewesen, aber bei der letzten Einheit schlug er mir vor, die Dosis zu erhöhen, damit ich am 24. Dezember mit der Bestrahlung fertig sei.

Ich ging an diese Herausforderung heran wie an alle anderen: positiv, voll Vitalität und nach dem Motto »Was soll schon passieren?« Anders ausgedrückt: Let's rock'n'roll!

An dieser Stelle ein riesengroßes Dankeschön an das Team der Wundpflege an der Universitätsklinik für Strahlentherapie. Sie ist für jeden Patienten nach Voranmeldung niederschwellig und einfach zu erreichen. Und es sind Engel, die dort ihre Arbeit leisten. Sie machen viel mehr als nur zu beraten, wie Betroffene die bestrahlte Haut pflegen können. Sie lehren dich hautschonendes Verhalten (Prävention), warnen dich vor eintretenden Nebenwirkungen und trocknen deine Tränen, wenn du die Schmerzen nicht mehr aushältst.

Mir fällt auf, wie ich schon wieder über Tränen schreibe, obwohl dieses Buch doch Mut machen soll. Aber es braucht viel Mut, zu seinem Kummer zu stehen. Und diesen Mut möchte ich Betroffenen machen, indem ich aufzeige: Alle trifft es gleich hart. Obwohl die Krankheit individuell ist, erfährt jeder Betroffene Höhen und Tiefen.

Nach meiner ersten Verabredung mit meinem neuen Freund Linac A spürte ich nichts. Keine Müdigkeit, ich arbeitete weiterhin ganz normal im Spital. Um 7.45 Uhr hatte ich meine Bestrahlung, um acht Uhr die Morgenbesprechung mit den Ärzten. Keine Übelkeit, keine Schleimhautläsionen. Trotzdem suchte ich regelmäßig die Wundschwestern auf, die mich checkten und vorbereiteten. Anfangs spüre man kaum Nebenwirkungen, sagten sie, aber im letzten Drittel der Therapie würden die Verbrennungen unbarmherzig zuschlagen. Damals lächelte ich noch.

Gegen Ende des Bestrahlungszyklus kamen dann zum ersten Mal seit meiner Diagnose richtige Schmerzen.

Vaginale Schleimhautschäden nach einer Darmbestrahlung können von akuten Entzündungen und Schmerzen bis zu langfristigen Veränderungen (Trockenheit, Gewebeschrumpfung) reichen.

Besonders beim Urinieren waren die Schmerzen unerträglich. In dieser Hinsicht haben wir Frauen es deutlich schlechter erwischt mit unseren kurzen Harnröhren. Oft wünschte ich mir in dieser Phase, über die männlichen Attribute zu verfügen.

Ich pilgerte regelrecht zur Wundversorgung und verlangte den Kollegen dort viel ab. Wundsalbe, Fettgaze, Netzhose. Ich fühlte mich wie ein Baby in Zeichentrickfilmen, mit übergroßer Windel. Als ich diese Gedanken mit dem Team teilte, mussten die Pflegerinnen kräftig lachen. Das war eine schöne Erfahrung, das Menschliche inmitten von so viel Krankheit.

Professor Widder schaute immer wieder vorbei, wirkte ungemein präsent und strahlte sowohl für Mitarbeiter als auch Patienten eine gelassene Ruhe aus.

Jetzt kommen die Worte, die Mut machen: Es wird besser. Man glaubt es selbst nicht, wenn man mittendrin steckt, aber ja, eines Tages ist es gut. An dieser Stelle DANKE an meinen großartigen Körper, der sich trotz schwerer Erkrankung und belastenden Therapien immer wieder aufrichtete. Er heilte Wunden, schied Gift aus, brachte meine Kraft zurück. Ein echtes Wunderwerk.

So verließ ich am 24. Dezember 2024 nach der vorerst letzten Bestrahlung mit einem Siegesleuchten in den Augen das AKH. In der Tasche hatte ich die Zuweisungen für röntgenonkologische Kontrollen im Jänner. Der kalte, schneidende Wind, der normalerweise den Wiener Winter so unbequem macht, verhieß mir an diesem Tag Leben. Wie glücklich ich war, als er mir ins Gesicht peitschte. Ich ertappte mich dabei, wie ich eine uralte kindliche Erinnerung zitierte: »Von drauß vom Walde komm ich her, ich muss euch sagen, es weihnachtet sehr!«

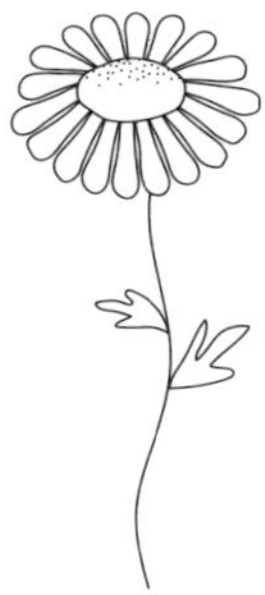

Kapitel sechs

Schwere Zeiten können dein Leben verändern ...

... zum Besseren!

Manchmal sah es hoffnungslos aus, doch das Licht brach immer wieder durch die Wolken. Diese Momente verleihen dem Leben Sinn. Und sie eröffnen uns Räume, in denen wir darüber nachdenken können, was wir wirklich wollen. Was uns wichtig ist. In schweren Zeiten legen wir das Fundament für eine bessere Zukunft. Dieses Wissen gibt Kraft.

Die glücklichen Zeiten, sie kamen wieder. Das ist eine der Lehren des Lebens, dass sich in schweren Zeiten schöne Momente verstecken, genauso wie in den schönen Zeiten die schweren. Selbst auf dem dunkelsten Nachthimmel leuchten vereinzelt Sterne, schenken uns ihr Licht kräftig und hell. Die schweren Momente erinnern uns auch in den guten Zeiten daran, demütig und dankbar zu bleiben. Und die schönen, hellen Momente in den harten Zeiten bewahren die Erinnerung an den Wert des Lebens.

Für mich fiel dieses neugewonnene Glück passend mit der Weihnachtszeit zusammen. Das Glockengeläut hieß eine neue Phase willkommen, der Glühwein wärmte mich von tief innen heraus, das Glitzern der Dekorationen brachte meine Welt zum Funkeln. Ich hatte viel Gesellschaft und unser Gelächter füllte mich so aus, wie mich Wochen zuvor manchmal die Angst ausgefüllt hatte. Ohne Kollateralschäden war diese Zeit vergangen.

Nach erholsamen Feiertagen brach Mitte Jänner die Stunde der Wahrheit an. Eine Kontroll-CT stand an.

Nach einer Krebsbehandlung soll eine Computertomografie (CT) zeigen, ob noch Reste des Krebs vorhanden sind. Eine Positionen-Emissions-Tomografie (PET) kann Aufschluss darüber geben, ob es sich bei Gewebe um aktiven Krebs handelt oder nicht.

Die Ergebnisse ließen mein Herz um das Doppelte anwachsen. Der Krebs war weg, nicht mehr aktiv, keine Metastasen. Wie kann ich so eine Situation beschreiben? Als wäre ich bei der eigenen Geburt, einer Wiedergeburt, anwesend. Als hätte ich die ganzen Wunder und Freuden des Lebens, die Möglichkeiten und Chancen der Zukunft als Geschenk in einem einzigen Moment erhalten. Vom Glück überwältigt, stolz und kampfbereit sagte ich zum Krebs: »Dir habe ich es gezeigt.«

In den letzten Monaten hatte ich wegen der Therapien an Urlaub nicht mal denken können. Jetzt nahm ich mir eine Woche Auszeit und fuhr mit meiner Hündin Ambra in ein fantastisches Hundehotel in der Ramsau. Dort hatte sich der Schnee wie eine heimelige Decke über die Landschaft gelegt, wir unternahmen herrliche Spaziergänge in einem Winterwunderland. Erstaunlich schnell kam die alte Kondition zurück. Nach nur wenigen Tagen fühlte ich mich wieder »wie die Alte«. Auch das war eine schöne, große Erfahrung: Wir verlieren uns nicht, selbst in den harten Zeiten einer schweren Krankheit. Manchmal verdrängt das Denken an die Krankheit andere unserer Eigenschaften, wir haben weniger Kraft und Zeit, um auf uns selbst zu achten. Aber unsere Vorlieben, Eigenschaften und Talente verschwinden nicht. Sie warten darauf, wieder von uns entdeckt zu werden. Sich mit dem eigenen Selbst wieder vertraut zu machen, ist ein spannender, glückbringender Prozess. Es ist, als hätte ich eine alte Freundin wiedergefunden und festgestellt, wie wenig sie sich verändert hatte.

In vielen Gesprächen mit Betroffenen lernte ich, wie viele Gemeinsamkeiten es zwischen ihnen gab. Fast jeder von ihnen hinterfragte, ob ihre Lebensweise vor der Diagnose die richtige gewesen war. Ob sie etwas falsch gemacht hätten. Ob es einen anderen Weg gegeben hätte. In solchen Krisensituationen ist das nichts Ungewöhnliches. Wenn wir radikal aus unserem Alltag geworfen werden, stehen wir plötzlich daneben, betrachten ihn und fragen uns unweigerlich: Gefällt mir, was ich da sehe?

Während ich über die knirschenden, glitzernden Schneefelder marschierte, Ambra hechelnd neben mir, dachte auch ich darüber nach. Ich stellte fest, wie stark mein Leben von Energieräubern geprägt war.

Energieräuber (auch Energievampire oder Energiefresser genannt) sind Menschen oder Situationen, die uns ständig müde machen, uns Energie und Kraft nehmen und oft auch noch ein Gefühl von Überforderung und Frust zurücklassen. Energieräuber erkennen wir oft nicht auf den ersten Blick, wir spüren sie erst danach.

Typische Anzeichen sind:

Wir sind nach einem Treffen wie leergefegt, obwohl wir »nur geredet« haben.

- Wir denken stundenlang über ein Gespräch nach, weil uns ein Satz nicht loslässt.
- Wir wachen morgens müder auf, als wir abends ins Bett gegangen sind, obwohl wir acht Stunden geschlafen haben.
- Wir sagen »Ja«, obwohl wir innerlich »Nein« meinen – und ärgern uns später. Unser Kopf ist voll, unser Körper müde, aber wir finden keine Pause.
- Wir übernehmen Verantwortung, die gar nicht unsere ist, nur damit sich niemand beschwert.
- Wir fühlen uns klein, falsch oder nicht genug, wenn wir mit bestimmten Menschen Zeit verbringen.

Kurz gesagt: Energieräuber lauern überall: in Gesprächen, im Büro, in WhatsApp-Chats, in unserem Kopf. Und sie haben direkten Einfluss auf unser Leben, unsere Leistungsfähigkeit, unsere Laune und sogar auf unser Immunsystem.

Dagegen musste ich etwas tun. Ich wollte mich auf das konzentrieren, was mir Energie gab, nicht auf etwas, das sie mir nahm. Ich musste mich selbst wieder stärker in den Vordergrund stellen. Dafür setzte ich einige Regeln auf. Nummer eins: Tu dir öfter etwas Gutes, wie diesen

Urlaub hier. Nummer zwei lautete: Lerne, Nein zu sagen. Wenn Sie diese zwei Regeln beherzigen, haben Sie schon viel gewonnen.

In Absprache mit meinen Ärzten beantragte ich eine dreiwöchige Rehabilitation, um wieder aktiver zu werden, meinen Körper zu trainieren und gegen die Polyneuropathie vorzugehen.

Neuropathie ist eine Erkrankung des Nervensystems, die sich bei Betroffenen entweder durch fehlende Empfindungen oder Missempfindungen wie Kribbeln oder Brennen äußert. Unwillkürliche Reflexe treten auf, das Empfinden von Kälte und Wärme kann gestört sein. Kraftverlust und Unsicherheitsgefühl stellen sich ein. Eine Polyneuropathie liegt vor, wenn mehrere periphere Nerven im Körper gleichzeitig nicht funktionieren. Infektionen, Toxine, bestimmte Medikamente, Krebs, Nährstoffmangel, Diabetes, Autoimmunerkrankungen können eine Fehlfunktion peripherer Nerven zur Folge haben.

Viele onkologische Patienten kennen diese Beschwerden nach Chemotherapien. Bei mir trat das Phänomen bereits ein Jahr vor der Diagnose auf, hatte also nichts mit dem Krebs zu tun. Meine Ärzte konnten es auch medizinisch nachweisen, da meine Nervenleitgeschwindigkeit abnahm. Befehle von meinem Gehirn gelangten nicht mehr so schnell dorthin, wo sie hinsollten, und umgekehrt.

Die beste Vorgehensweise gegen Neuropathie ist es, mehr Sauerstoff in die Nervenzellen zu bringen. Hierfür gibt es tolle Übungen im Bereich der Ergo- und Physiotherapie.

Obwohl ich wusste, wie gut mir ein solcher Reha-Aufenthalt tun würde und wie sehr ich ihn brauchte, konnte ich mein schlechtes Gewissen nicht ganz ausschalten. Lange Zeit hatte ich mir als Gesundheitsmanagerin über Kosten für unnötige Kuraufenthalte den Kopf zerbrochen. Nicht jeder Mensch, der sich nach vielen Jahren der Arbeit erschöpft und ausgelaugt fühlt, braucht eine Kur. Es gibt andere, effizientere Methoden, solche Probleme zu bewältigen. Vor einiger Zeit traf ich eine Bekannte, die mir nach den üblichen Begrüßungsfloskeln voller Stolz erzählte: »Stell dir vor, ich gehe nächsten Monat auf Kur!«

Die Nachricht schockierte mich. Sie wirkte so gesund und vital. »Was fehlt dir denn?«, fragte ich vorsichtig.

»Was mir fehlt?« Sie blickte mich ungläubig an. »Nichts! Aber ich bin über fünfzig, arbeite seit dreißig Jahren. Ich habe unzählige Wehwehchen. Die Kur habe ich mir einfach verdient ...«

In Österreich hat sich Kur als ein bezahlter Urlaub als Gegenleistung vieler Arbeitsjahre eingebürgert. Ob ein bezahlter Urlaub nach vielen Arbeitsjahren gerechtfertigt wäre oder nicht, steht auf einem anderen Blatt. Medizinisch sind »viele Wehwehchen« kein Grund, um auf Kur zu gehen. Doch nach schweren Erkrankungen kann eine Reha ein echter Gamechanger sein. Sollten Sie sich fragen, ob und in welcher Form eine Kur oder Reha für Sie in Frage kommt, habe ich hier einen kleinen Leitfaden für Sie:

Der Unterschied zwischen Reha und Kur: *Kur dient der Vorsorge, damit es gar nicht erst zu einer Erkrankung, Verletzung oder Operation kommt. Unter Rehabilitation versteht man in der Medizin hingegen die Wiederherstellung der physischen oder psychischen Fähigkeiten eines Patienten im Anschluss an eine Erkrankung, ein Trauma oder eine Operation. Als Sekundärziel soll eine Wiedereingliederung in das Sozial- und Arbeitsleben erreicht werden. Im Gegensatz zur Kur ist die medizinische Reha eine Pflichtleistung der Versicherung. Denn Reha ist eine medizinisch notwendige Maßnahme nach einer (schweren) Erkrankung.*

Welche Voraussetzungen man für eine Reha braucht: *Die medizinische Notwendigkeit (Rehabilitationbedürftigkeit) des Patienten, also wenn er oder sie durch die Reha wichtige* gesundheitliche Fortschritte machen kann. Der Patient muss außerdem in der Lage sein, die Rehamaßnahmen durchzuführen (Rehabilitationsfähigkeit), und die Ziele der Rehabilitationsleistung müssen in einem realistischen Zeitrahmen zu erreichen sein (positive Gesundheitsprognose). In diesem Fall ist die Reha durch den Kostenträger zu genehmigen.

Die onkologische Rehabilitation umfasst gezielte diagnostische und therapeutische Maßnahmen, die dabei helfen, die körperlichen und seelischen Folgen einer Krebserkrankung zu mildern oder zu beseitigen. Wie die Wiener Psychoonkologin Karin Isak sagt: »Der letzte Tag der Krebstherapie ist nicht der letzte Tag des Leidensweges der Patientinnen.« Der Kampf geht weiter. Zum Glück werden wir im Laufe eines erfolgreichen Kampfes immer stärker.

Weitere wichtige Informationen zur onkologischen Rehabilitation bekommen Sie durch die österreichische Krebshilfe unter:

www.krebshilfe.net.

Suchen Sie auf der Website nach der onkologischen Rehabilitation.

Das Leben geht trotz Krebs weiter. Wenn wir uns nicht verschließen, erfahren wir auch weiterhin seine schönen Seiten. Hier hatte ich eine tolle Zeit mit Waschbären im Tierpark Purkersdorf, den ich unterstütze.

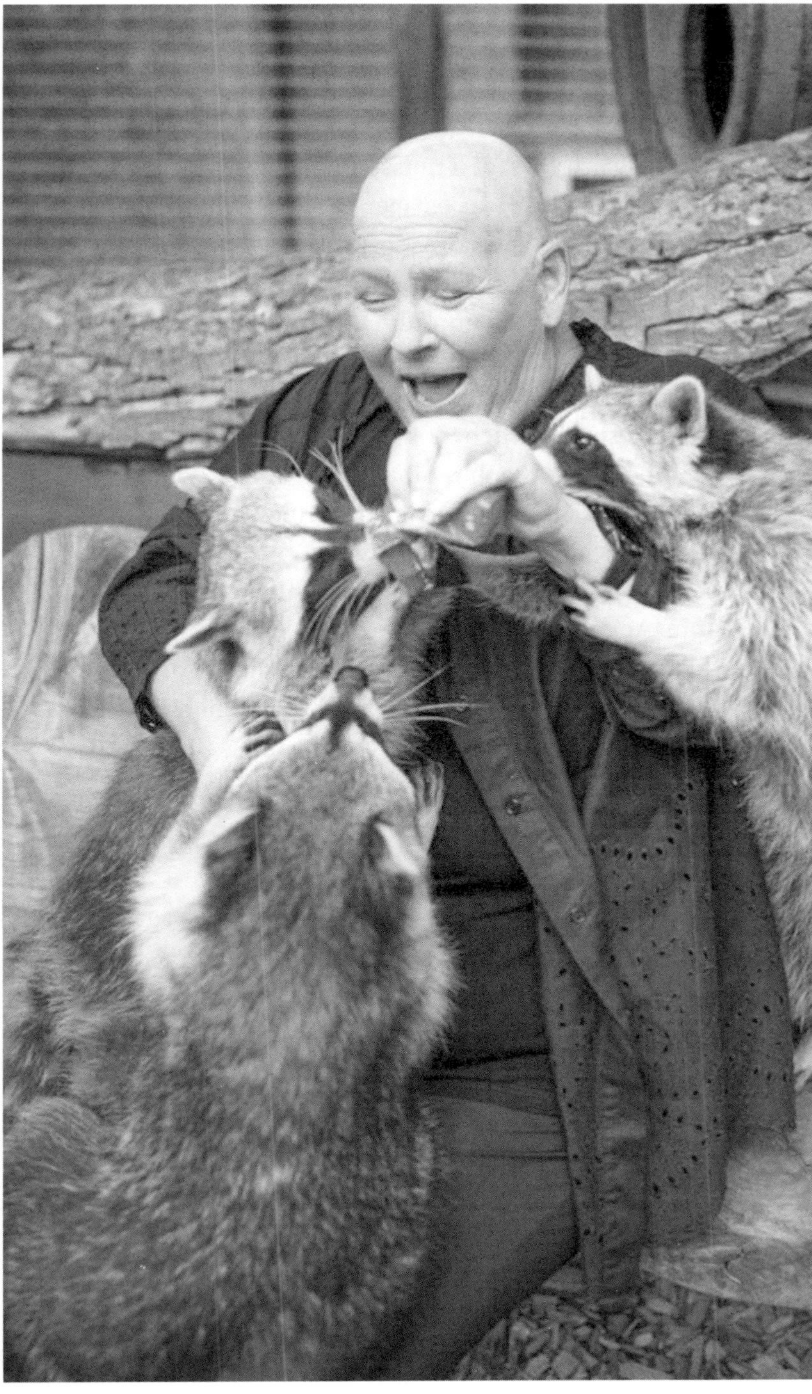

Die bürokratischen Hürden, die bis zu einem Reha-Aufenthalt bewältigt werden mussten, hätten einfacher sein können, schließlich war es aber geschafft. Drei Wochen durfte ich in Bad Tatzmannsdorf verbringen. Dort gab es einen Schwerpunkt zur Verbesserung der Polyneuropathie mit darauf abgestimmtem Training. Eine Reha soll nicht dazu da sein, drei Wochen die Füße hochzulegen. Im Gegenteil, der Patient wird aufgefordert, an seiner eigenen gesundheitlichen Entwicklung mitzuarbeiten. Ich nahm dieses Angebot nur zu gern an.

Tatsächlich verbesserten sich meine Möglichkeiten. Die Gangunsicherheit verschwand, meine Greifkraft verbesserte sich stark. Zudem gab es einige andere, interessante Angebote für die Patienten. Ernährungskurse, Aufklärung über Therapiemöglichkeiten und Vorschläge zur Lebensstiländerung. Ich besuchte am liebsten den Abendkurs zur achtsamen Atmung. Eine gleichmäßige Atmung führt zu einem ausgeglichenen Leben. So schloss sich der Kreis.

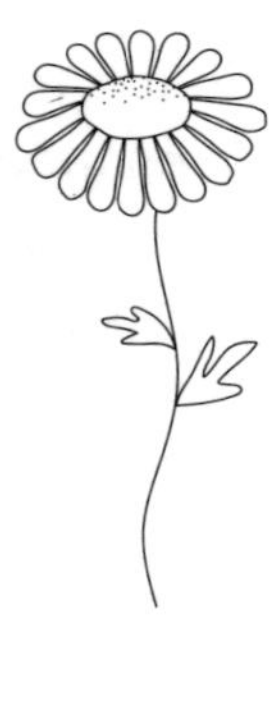

Kapitel sieben

Das Glück ist ein mieser Verräter

Schicksalsschläge hebeln die Gesetze der Gerechtigkeit und Fairness aus. Sie warten nicht, bis es uns passt, sondern überfallen uns besonders gern in Momenten der absoluten Schutzlosigkeit. Ich musste das am eigenen Leib erfahren. Und fühlen, das zweite Mal war nicht leichter, weil ich wusste, was auf mich zukam. Sondern gerade deshalb noch schwerer.

In den letzten Monaten hatte ich in unzähligen Momenten der Ratlosigkeit die Fäuste zusammengeballt, bis die Knöchel weiß hervortraten, und kampfesbereit gesagt: »Ich will mein Leben zurück.« Es war Erinnerung, Ermahnung, Beschwörung in einem.

Nun hatte ich mein Leben zurückbekommen. Langsam machte sich wieder die Normalität breit, der Alltag setzte ein. Die Rehabilitation hatte meinem Körper geholfen, etwas von seiner früheren Kraft zurückzugewinnen. Ich absolvierte ein ergo- und physiotherapeutisches Training und ging regelmäßig ins Fitnessstudio. Zusätzlich besuchte ich einen Arzt für orthomolekulare Medizin.

Die orthomolekulare Medizin untersucht die körpereigenen Stoffe und kann Mangelzustände aufdecken, die durch Krankheiten, Stress oder andere Faktoren entstehen. Basierend auf dieser Analyse wird eine auf Sie individuell angepasste Nährstofftherapie entwickelt. Die orthomolekulare Medizin, auch bekannt als Mikronährstoffmedizin, nutzt gezielt Mikronährstoffe wie Vitamine, Mineralstoffe, Spurenelemente, ungesättigte Fettsäuren und Aminosäuren, um die Gesundheit zu fördern, Krankheiten vorzubeugen oder unterstützend zu behandeln.

Mikronährstoffe sind essenziell für das reibungslose Funktionieren des Körpers auf zellulärer Ebene. Durch eine ausführliche Anamnese und Blutanalyse werden individuelle Mikronährstoffmängel identifiziert und gezielt ausgeglichen.

Doch nicht nur mein Körper musste heilen, auch meine Seele hatte Spuren vom Kampf mit dem Krebs davongetragen. Besonders gut tat mir ein regelmäßiger Schlafrhythmus. Früher hatte ich es nicht so genau damit genommen, wann ich zu Bett ging und wann ich aufstehen musste. Arbeitsleben und der damit verbundene Stress diktierten meine Schlafphasen.

Nun versuchte ich, täglich mindestens acht Stunden Schlaf zu bekommen. Die Welt fühlte sich danach ganz anders an. Auf meiner Vespa, La Principessa II, unternahm ich endlich wieder Ausfahrten, bei denen mir der frühlingshafte Wind ins offene Visier blies. Ich weiß, so sollte ich nicht fahren, aber in diesem Moment trank ich das Leben wie eine Verdurstende, die nach Tagen in der Wüste endlich eine Oase fand. Ich ging langsam und bedächtig durch Wälder und tat nichts, außer zu atmen. Doch dieses Atmen war anders als zuvor. Als hätte die gesamte Welt zwischen meinen Lungen Platz.

Einen Schicksalsschlag wie Krebs überwunden zu haben, sorgt nicht nur für eine neue Einstellung dem Leben gegenüber, es verändert auch die Weise, wie wir die Welt wahrnehmen. Das Fühlen ist sich der Kurzlebigkeit des Moments bewusst und nimmt ihn in seiner Gänze auf. Je weiter die Normalität fortschreitet, desto geringer wird diese Fähigkeit, sie bildet sich zurück im Schatten des Gewöhnlichen. Glücklich, wer an diesem Bewusstsein festhalten kann, das Außergewöhnliches eben nicht außerhalb des Gewöhnlichen liegt, sondern in seiner Mitte.

Der Frühling mit seinen zaghaften Sonnenstrahlen verlieh meiner Wiedergeburt die passende Atmosphäre. Ich blühte auf. Dabei vergaß ich nicht, was ich mir vorgenommen hatte. Ich lernte, Nein zu sagen. War nicht überall dabei oder blieb nicht bis zum Schluss, wenn mein Körper mir ein Zeichen gab. Überhaupt hatte ich ein feineres Sensorium für meinen Körper entwickelt und lernte endlich, nicht mehr gegen ihn zu arbeiten, sondern mich seinen Bedürfnissen unterzuordnen. Das steigerte meine Lebensqualität enorm.

Zu dieser Zeit tauchte ein Gedanke immer öfter in meinem Kopf auf. Ich brauchte ein wenig, bis ich ihn ernst nahm und erkannte, was er mir mitteilen wollte. Der Gedanke bestand aus einem Bild: das ewige Anlaufen der Wellen gegen den unnachgiebigen Strand, Möwenschreie und Salz, das sich auf die Zunge legt. Ich wollte ans Meer.

Mein ganzes Leben lang war ich nie eine Träumerin gewesen, sondern eine, die anpackte, die umsetzte, was sie sich vornahm. Also klemmte ich mich hinter den

Laptop, scrollte durch diverse Reiseanbieter und fand schnell, was ich suchte. In der Woche des 1. Mai wollte ich aufbrechen. Ich fand ein kleines Boutiquehotel mit eigenem Pool. Vor mir visualisierte ich diese Woche im Paradies: Gleich nach dem Aufstehen würde ich mit einer kräftigen Arschbombe in den Pool springen und so den Tag begrüßen. Bei dem Gedanken musste ich lächeln. Frische Früchte, Spaziergänge über die Klippen zum Sandstrand und dann ... nichts als genießen. Das Leben erfahren, es einatmen, jeden Moment inhalieren. Wer hatte das verdient, dachte ich, wenn nicht ich?

Alles plante ich generalstabsmäßig. Am Sonntag vor meinem Aufbruch war ich noch für den Hauptdienst im Krankenhaus eingetragen. Für Montagfrüh bestellte ich ein Taxi, das mich abholen und zum Flughafen bringen würde.

Vorfreude ist ja bekanntlich die schönste Freude. Und diese Freude durfte ich wochenlang genießen. Doch die Vorfreude ist eine Medaille mit zwei Seiten. Zwar erlaubt sie uns Freude über etwas, das noch gar nicht geschehen ist. Wenn das erwartete Ereignis jedoch nicht eintritt, müssen wir diesen Kredit an Freude mit doppelten Zinsen von Frust zurückzahlen.

Aber alles der Reihe nach. Zunächst kam der Sonntag, an dem mein Dienst reibungslos verlief und ich sogar ein paar Stunden schlafen konnte. Danach ging ich nach Hause, wo mich das Taxi wie geplant Punkt acht Uhr abholte. Auf dem Weg zum Flughafen Wien-Schwechat gab es keinen Stau, keinen unvorhergesehen Unfall. Am

Terminal angekommen, checkte ich erst mal mein Gepäck ein und begab mich dann zum Gate A4, von dem aus mein Flug nach Athen starten sollte. Ich blickte auf mein Handy. Noch dreißig Minuten bis zum Boarding, kein Stress also.

Ich nahm in einer der gemütlichen Sitzecken Platz, lud mein Handy auf und wartete. Der Aufruf kam nicht, was mir vielleicht seltsam hätte vorkommen sollen, aber ich blieb einfach sitzen. Ich weiß nicht mehr, wie lange ich dort saß. Die nächsten 48 Stunden kann ich heute nicht mehr genau rekonstruieren. Irgendwann blickte ich wieder auf den Abflugschalter. Dort stand nicht mehr Athen, sondern eine andere Destination. Verwirrt und ein wenig nervös sprang ich auf und lief mit meiner Bordkarte zu einem Infoschalter, wo ich einem Flughafenmitarbeiter erklärte, mein Flug sei verschwunden. Ich wäre nur hier gesessen und hätte auf den Aufruf zum Boarding gewartet, der nicht kam.

Der Mitarbeiter kontrollierte meine Bordkarte und warf mir einen erstaunten Blick zu. »Ihr Flug ist bereits in der Luft.«

Für einen Moment war ich sprachlos. Dann spülte mein Zorn die Enttäuschung fort und ich las dem jungen Mann recht barsch die Leviten: Warum war ich nicht aufgerufen worden? Wie war es möglich, mich trotz aufgegebenen Gepäcks hier zurückzulassen?

Was war passiert?

Wie ich später herausfand, erlitt ich offenbar genau zu diesem Zeitpunkt einen sogenannten Absence-Anfall.

Bei einem Absence-Anfall handelt es sich um plötzlich auftretende Bewusstseinsunterbrechungen, die meist nur wenige Sekunden anhalten und abrupt enden. Gewöhnlich haben Patienten während eines Absence-Anfalls einen starren Blick und halten in dem, was sie gerade tun, plötzlich inne.

Bei mir blieb es jedenfalls nicht bei den wenigen Sekunden. Der Mitarbeiter erklärte mir mit Bedauern, er könne nichts anderes tun, als mich zum AUA-Schalter zu schicken. Dort sollte ich fragen, ob es noch eine Möglichkeit gebe, einen anderen Flug nach Athen zu finden.

Die Damen bei besagtem Schalter waren freundlich und bemüht. Tatsächlich fanden sie zwei Flüge, einen über München und einen über Zürich, mit denen ich noch rechtzeitig nach Athen gelangt wäre, um meinen Weiterflug nach Heraklion auf Kreta, mein eigentliches Ziel, zu erreichen. Letztlich, wahrscheinlich zum Glück, kam es nicht dazu.

Das Umbuchen wäre eine teure Angelegenheit geworden, dafür reichte mein Budget nicht. Ich kontaktierte meinen ehemaligen Lebensgefährten und fragte ihn, ob er mir Geld borgen könnte. Zunächst reagierte er verwirrt. Ich musste ihm die Situation im Detail erklären, wie ich am Flughafen meinen Flug versäumt hatte und nun ohne genügend Geld dastand. Er versprach, mich zurückzuführen. Das tat er auch, allerdings hatte er in der Zwischenzeit mit meinen Ärzten gesprochen. Diese hatten ihn darauf hingewiesen, alles in seiner Macht Stehende zu tun, um mich in ein Taxi zu bekommen und direkt ins Spital zu fahren. In einer solchen unklaren Situation zu fliegen wäre alles andere als ideal.

Wenn ich heute daran denke, rettete mir diese Entscheidung das Leben. Zum ersten Mal tat ich, was man mir sagte, setzte mich in ein Taxi und fuhr ins Spital der Barmherzigen Brüder. Dort schickten mich die Ärzte zunächst in das Schlaganfallzentrum (Stroke Unit), um einen Schlaganfall ausschließen zu können. Zum Glück war ein CT-Slot frei. Kaum waren die Bilder da, erkannten die Ärzte einen ziemlich großen Tumor rechts frontoparietal, also im Stirnbereich.

Was dann folgte, waren Entscheidungen im Minutentakt. Der Vorstand der Neurochirurgie übermittelte mir den Befund. Auf Rat von Professor Karl Rössler, ein Spezialist auf dem Gebiet der Neurochirurgie, überstellten die behandelnden Ärzte mich an die Universitätsklinik für Neurochirurgie, die er leitete. Er operierte sofort zur Entlastung des Drucks, den der Tumor in meinem Kopf verursachte, und entfernte den Tumor operativ. Ich verbrachte eine Nacht auf der Intensivstation und weitere zwei Wochen auf der Normalstation.

Das alles ging so unglaublich schnell. In einem Moment freute ich mich auf den Badeurlaub in Griechenland und saß schon mit Sonnencreme und Sonnenhut im Flughafen, im nächsten lag ich in Krankenhauskleidung auf dem OP-Tisch und zählte langsam von zehn rückwärts, ehe mir die Augen zufielen.

So viele Gedanken begleiteten mich in den Tagen nach dem Aufwachen: Ich hatte den Krebs doch gerade erst besiegt. War das alles umsonst gewesen? Was war mit mir los? Was würde jetzt passieren? Ein tennisballgroßer Tumor in meinem Kopf konnte nicht gut sein. Konnte ich meinen eigenen Gedanken trauen? Was, wenn ich die Fähigkeit zu klarem Denken verlieren würde? Wenn mein Gedächtnis darunter leiden würde? Diese Gedanken ängstigten mich.

Die Operation verlief gut, Professor Rössler leistete hervorragende Arbeit. In der neurochirurgischen Station erhielt ich die beste Betreuung, es gab Physiotherapie, Ergotherapie und Logotherapie. Dennoch konnte ich die Gedanken nicht unterdrücken, wie es weitergehen würde, wenn ich aus dem Krankenhaus entlassen werden würde.

Ich dachte, den Krieg gegen den Krebs gewonnen zu haben. Und nun stellte sich heraus, ich hatte bestenfalls eine kleine Schlacht gewonnen, der Krieg aber war noch lange nicht zu Ende. Erneut wartete ich auf histologische Befunde, die Aufschluss darüber geben würden, in welcher Lage ich mich genau befand. Körperlich ging es mir relativ gut, ich konnte mich bewegen und hatte kaum Schmerzen. Doch eine schwere Krankheit befällt nicht nur unseren Körper, sie zersetzt unser ganzes Leben.

Während ich im Krankenhaus lag, kämpfte ich mit Existenz- und Überlebensangst. Denn ich würde meine ärztliche Tätigkeit in der Wiener Privatklinik auf unabsehbare Zeit nicht fortsetzen können. Die Chefs hatten Sorge, sollte ich aufgrund der Hirnmetastase einen Fehler im Dienst begehen, rechtliche oder versicherungstechnische Probleme zu bekommen. Ich hätte von nichts anderem als von meiner Pension leben müssen, was kaum die Kosten für mein Haus gedeckt hätte. Während ich im Krankenhaus lag, versuchte ich, mein Leben wieder unter Kontrolle zu bekommen. Jede freie Minute nutzte ich für das Gehirntraining, denn ich wusste, wenn die neuronalen Ausfälle einsetzen sollten, dann wäre es ganz schwierig, noch einmal zurückzukommen. In der Nacht packte mich die Angst mit ihrer kalten Klaue. Wie sollte es weitergehen?

Nach zwei Wochen konnte ich nach Hause gehen. Aber mich erwartete nicht die heimelige Wärme, sondern ein Haufen Probleme. Ich versuchte, alles daran zu setzen, um zu beweisen, dass ich sehr wohl meiner ärztlichen Pflicht nachkommen konnte. Dafür ließ ich ein psychologisches Gutachten bei einem Neuropsychologen anfertigen, der mir attestierte, bis auf schlechte räumliche Vorstellung arbeitete mein Gehirn in allen anderen Punkten völlig normal. Das war doch in Ordnung, dachte ich, immerhin war ich Ärztin, keine Architektin. Doch das half nichts.

Der Rhythmus der Wellen, der feine Sand unter meinen Zehen, die Endlosigkeit der ereignislosen Tage am

Meer, das alles blieb ein Traum. Ein Zufluchtsort in meinen Gedanken, wenn die Dunkelheit hereinbrach. Die Realität sah anders aus. Ein neuer Tumor, diesmal in meinem Gehirn. Der drohende Verlust meines Jobs. Und ein Kampf um meine Existenz.

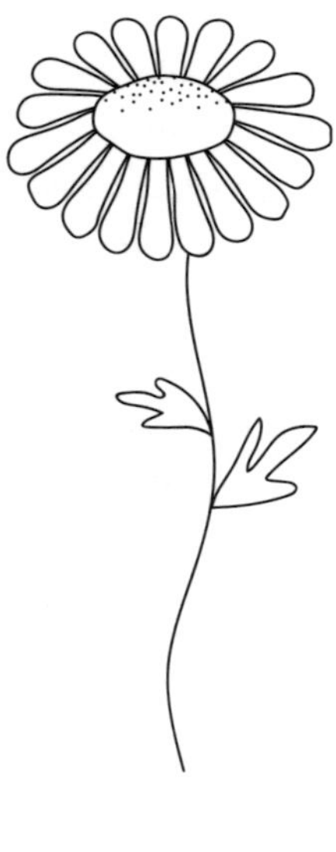

Kapitel acht

Wie ich mich selbst verlor und wiederfand

In Momenten größter Verzweiflung und Dunkelheit wollen wir uns zurückziehen. Vor dem Leben. Vor der Zukunft. Vor uns selbst. Am liebsten würden wir verschwinden. Es verlangt viel, einem neuen Tag zu begegnen, uns selbst im Spiegel anzublicken und zu sagen: Ich will. Ich will weitermachen. Wir müssen aus der Dunkelheit heraus und zurück zu uns selbst finden. Dies ist der erste, entscheidende Schritt auf dem Weg zur Heilung.

Nach Tagen des bangen Wartens kamen sie endlich: die Ergebnisse der Histologie. An dieser Stelle möchte ich eine Forderung stellen, die jeder, der eine ähnliche Situation schon einmal erlebt hat, sicherlich teilt: Die Wartezeit auf Ergebnisse von radiologischen Kontrollen, Histologie und die damit verbundenen grundlegenden Entscheidungen über Therapie und Lebensstil dauert zu lange. Viel zu lange. Teilweise vergehen Tage, in denen der Patient im Unklaren darüber gelassen wird, ob doch alles in Ordnung ist oder er sich in einem Überlebenskampf befindet. Für Außenstehende sind das nichts als ein paar Tage der Ungewissheit. In denen wird man schon nicht tot umfallen.

Doch für jeden, der das einmal selbst erlebt hat, sind diese Tage die Hölle auf Erden. Jede Stunde steigt man etwas tiefer hinab in die Unterwelt, ohne zu wissen, ob man jemals wieder das Licht sehen wird. Jeder Schritt in die dunkle Tiefe wird begleitet von Fragen wie: Ist der Tumor gutartig? Hat er sich ausgebreitet? Hat die Therapie angeschlagen? Sind die Metastasen kleiner oder gar verschwunden? Oder sind neue dazugekommen? Welches Karzinom wurde gefunden?

Diese Tage des Bangens und Hoffens, der Albträume und falschen Hoffnungen, der Angst und Unsicherheit sind unzumutbar. Und, nach vielen Jahren in der Politik, bin ich überzeugt, sie sind nicht notwendig. Mir ist bewusst, dass solche schwerwiegenden Diagnosen stichfest sein müssen. Sie stellen die Grundlage für das weitere Vorgehen und für die Therapie dar. Pathologen gehen ohnehin sehr gründlich vor und führen bei unklaren oder seltenen Diagnosen weitere Tests durch, bis sie ein eindeutiges Ergebnis haben. Als Ausreden, warum diese Prozesse nicht schneller gehen, werden gern Qualitätsmanagement und Personalknappheit vorgeschoben. Während das Aushungern der Pathologien, ähnlich wie der Gerichtsmedizin, durch die Politik seit Jahren stattfindet.

Eine mögliche Lösung für die Arbeit in Laboren sowie in der Radiologie könnte Künstliche Intelligenz (KI) sein. Es wäre ein wichtiger Schritt, um Patientenleid zu vermindern. Das würde dem Trend zur Digitalisierung entsprechen und kaum neues Personal erfordern.

Unabhängig davon möchte ich aber die Frage stellen, ob wir in unserem Gesundheits- und Sozialsystem gerade dort sparen müssen. Oder ob es nicht andere Möglichkeiten gibt, etwa die Veränderung interner Prozesse, um Kosten zu dämpfen und sich auf das zu konzentrieren, was für den Patienten das Beste wäre? Es muss doch das Mindeste sein, einem Menschen voller Ängste und Sorgen so schnell wie möglich mitzuteilen, ob er womöglich in den nächsten Monaten um sein Leben kämpfen wird.

Soweit mein Appell. Zurück zum histologischen Ergebnis. Das lautete Neuroendokrines Carcinom (NEC). Ich war völlig ahnungslos, was diesen Begriff anging. Noch nie gehört. Einmal mehr half mir mein Medizinstudium nicht weiter. Ich blieb mit vielen Fragen zurück.

Neuroendokrine Karzinome (NEC) und gemischt neuroendokrine und nicht-neuroendokrine Neoplasien des Gastrointestinaltrakts (MiNEN) sind selten. Obwohl sie durch ein aggressives Wachstum und frühe Metastasierung gekennzeichnet sind, befinden sich je nach Lokalisation dreißig bis fünfzig Prozent der Patienten im lokal begrenzten Stadium, sodass sich die Frage nach der optimalen Lokaltherapie mit dem Ziel der Kuration stellt. Aktuelle Therapieempfehlungen schlagen den Einsatz multimodaler Konzepte in Form der Radiochemotherapie vor, eingebettet in eine Therapie mit den Wirkstoffen Cisplatin und Etoposid (Chemotherapie). Gute Gründe sprechen für eine präoperative Gabe, auch um remissionsabhängig und individuell über die Notwendigkeit einer Resektion entscheiden zu können. Zudem ist der klinische Verlauf selbst in der metastasierten Situation nicht immer vorhersehbar schlecht. Dies gilt insbesondere für MiNEN. Längerfristig stabile Situationen sind durch gezielte Behandlung von Metastasen erreichbar. Hier können nicht-invasive stereotaktische Bestrahlungstechniken und die selektive interne Radiotherapie (SIRT) zum Einsatz kommen.

Ich gebe es gerne zu, dieses Ergebnis, sofern ich es überhaupt verstand, machte mich nicht gerade zuversichtlich. Je mehr einschlägige Literatur ich las, desto mehr Angst bekam ich. Noch viel stärker als nach meiner ersten Krebsdiagnose fühlte ich mich selbst als Ärztin überfordert, orientierungslos, allein. Zu dieser Zeit erfuhr ich am eigenen Leib, wie wichtig die Transdisziplin für die effektive onkologische Behandlung ist. Das bedeutet, die Zusammenarbeit verschiedener Disziplinen zur Bekämpfung der Erkrankung.

Neben niedergelassenen Ärzten arbeiten im stationären Bereich unterschiedliche Disziplinen zusammen, um den Patienten zu helfen: Onkologen, Chirurgen, Radiologen, Strahlentherapeuten, Nuklearmediziner, Pathologen, Internisten und Psychoonkologen.

So entstehen verzweigte Behandlungspfade. Die Vorteile sind individuell auf den Patienten zugeschnittene Therapien, in der Fachwissen aus allen Disziplinen zum Einsatz kommt. Die Nachteile können zahlreiche Termine, fehlende Kommunikation und eine allgemeine Überforderung auf Seiten des Patienten sein.

Damit eine solche komplizierte Zusammenarbeit möglichst effizient gestaltet werden kann, setzen Kliniken und Krankenhäuser nach dem Vorbild der USA immer häufiger Case-Manager ein. Ich sprach davon bereits im Zusammenhang mit Dr. Zielinski, der mich betreute. Diese Manager bereiten den Patienten auf die verschiedenen Therapien vor, begleiten ihn durch Stadien seiner Behandlung und sind dauerhafte, zentrale

Ansprechpartner, bei denen sowohl die Informationen der diversen Ärzte als auch die Sorgen des Patienten zusammenlaufen.

Bereits 2009 implementierte das Krankenhaus Nordwest ein Case-Management-Konzept als Pilotprojekt im hauseigenen Darmzentrum. Das Ziel war, die Versorgung onkologischer Patienten durch diese Zusammenarbeit unterschiedlicher Fachbereiche zu verbessern. Mit Erfolg.

Doch das Case-Management-Konzept hat sich noch nicht flächendeckend etabliert. Warum? Weil es wieder einmal an finanziellen Mitteln mangelt. Sie selbst müssen daher als Betroffener einen Ihrer Ärzte, am besten denjenigen, dem Sie am meisten vertrauen, zum Case-Manager »küren« (und dieser muss diese Ehre annehmen). Ich hatte das Gück, von Anfang an einen der Besten an meiner Seite zu haben. Das hatte übrigens nichts mit meinen früheren politischen Ämtern oder meiner Bekanntheit zu tun. Ich hatte keine Zusatzversicherung und bei Weitem nicht genug Kapital für »Barzahler-Status«. Ich konnte nicht einfach in die Praxis der besten Mediziner marschieren und einen Haufen Geld auf den Tisch legen, um sofort behandelt zu werden. Mein Glück war es, Professor Zielinski als Chef zu haben. Aufgrund unserer persönlichen Verbindung half er mir. Sämtliche Ärzte, die mich behandelten, trafen sich auch vor dem »Tumorboard«.

Ein Tumorboard (auch Tumorkonferenz genannt) ist ein regelmäßiges, interdisziplinäres Treffen von Krebsspezialisten verschiedener Fachrichtungen (Onkologie, Chirurgie, Strahlentherapie, Pathologie), die gemeinsam die Diagnose und optimale, individuelle Behandlungsstrategie für Krebspatienten besprechen, um die bestmöglichen Therapieempfehlungen zu entwickeln, oft basierend auf neuen molekularen Erkenntnissen auf sogenannten molekularen Tumorboards. Und dies passiert bei allen Patienten, da Tumorboards an onkologischen Stationen vorgeschrieben sind.

Ich hatte also die Histologie meiner Kopfmetastase. Aber was bedeutet das? Zunächst weitere Checks. CT mit Kontrastmittel. Der Fund: drei weitere Metastasen. Zum Glück nicht in lebensnotwendigen Organen, aber an ziemlich erstaunlichen Orten. Nummer eins lag in der autochthonen Rückenmuskulatur.

Die autochthone Rückenmuskulatur (oder ortsständige Rückenmuskulatur) ist die tiefe, ursprüngliche Muskelschicht direkt an der Wirbelsäule, die für deren Stabilisierung, Haltung und Bewegung verantwortlich ist und durch die hinteren Äste der Spinalnerven innerviert wird. Oft als Musculus erector spinae zusammengefasst, besteht sie aus medialen und lateralen Strängen, die von den Wirbeln zu den Wirbeln ziehen und sich von Becken bis Kopf erstrecken, was sie fundamental für die Rumpfaufrichtung macht.

Ich scherzte häufig, bei einem Großteil der Bevölkerung war dieser Muskel aufgrund des Bürojob-Lebensstils sicher längst verkümmert, nur nicht bei mir, immerhin hatte sich dort sogar eine Metastase eingenistet. Nummer zwei befand sich in der Subkutis (der untersten Hautschicht) über der siebenten Rippe und Nummer drei an der linken Nebenniere.

Der nächste Schritt war alternativlos. Chemotherapie. Und ein neuer Spezialist: Professor Gerald Prager, ein renommierter Onkologe und Wissenschaftler, der nach dem Studium aller Befunde die passende Chemotherapie festlegte.

Das war die Phase meines Leidensweges, in der ich alle Reserven für Mut und Zuversicht aufgebraucht zu haben schien. Wenn ich daran dachte, alles noch mal durchmachen zu müssen, was ich schon nach meiner ersten Diagnose gefühlt hatte, verlor ich jede Hoffnung. Woher sollte ich die Kraft nehmen? Ich fühlte, ich war an meinen Belastungsgrenzen angelangt. Und ich wusste, es würde noch viel mehr kommen. Zu diesem Zeitpunkt war ich seit Wochen ohne Job, meine finanziellen Reserven neigten sich dem Ende zu und ich musste mir endlich etwas für mein Haus überlegen. Professor Zielinski verwies mich an die österreichische Krebshilfe. Bisher hatte ich nur über meine Ehrenfunktion als Pink-Ribbon-Botschafterin mit der Krebshilfe zu tun gehabt. Ich überlegte nicht lange und rief an.

Kaum hob am anderen Ende jemand ab, brachen alle Dämme. Verzweiflung, Angst, Unsicherheit, alles, was ich so lange von mir ferngehalten hatte, sprudelte nun aus mir heraus. In Folge erlebte ich die intensivste und effektivste Unterstützung seit Ausbruch meiner Krankheit.

Scheuen Sie sich nicht davor, um Hilfe zu bitten und diese anzunehmen. Kontaktieren Sie die österreichische Krebshilfe.

Als Botschafterin bin ich stolz, sagen zu können: Wir sind für Sie da.

Die Diagnose Krebs liefert die Betroffenen von einem Moment zum anderen einer neuen Lebenssituation aus. In über sechzig Krebshilfe-Beratungsstellen in ganz Österreich stehen Ihnen ausgebildete Berater und Beraterinnen kostenlos zur Verfügung. Auf Wunsch können Sie all Ihre Anliegen anonym loswerden. Sie können über alles sprechen, was Sie beschäftigt und belastet. Die Krebshilfe bietet Informationen, Unterstützung und Hilfe bei folgenden Themen:

- *Diagnose und die damit verbundenen Ängsten/Emotionen*
- *Erkrankung, Therapie, Nebenwirkungen*
- *Beruf, Rehabilitation, Patientenrechte*
- *Ernährung*
- *Bewegung*
- *Umgang mit dem Partner/der Partnerin, Kindern, Freunden, Angehörigen*
- *Finanzielle Soforthilfe*
- *Vernetzung mit Experten*

Diese Hilfe, Betreuung und Beratung bietet die österreichische Krebshilfe seit 113 Jahren kostenlos an. Bitte zögern Sie nicht und kontaktieren Sie uns. Wir sind für Sie da, hören zu und helfen.

Nach etwa einer Stunde und einer ganzen Packung Taschentücher ging ich auf die Terrasse, stützte mich am Tisch ab und konzentrierte mich auf meinen Atem. Anfänglich war er zu schnell, doch mit der Zeit wurde er langsamer und kontrollierter. Mit ihm brachte ich auch meine Gefühle langsam wieder unter Kontrolle. Der lebensspendende Sauerstoff durchfloss meine Blutbahnen, öffnete meine Zellen und erreichte auch mein Gehirn, mit dem ich endlich klar denken konnte.

Es würde weitergehen. Kein Knock-Out in der zweiten Runde, doch ich hatte alles, was ich brauchte, um noch einmal in den Ring zu steigen. Die Chemo wäre meine Waffe. Die zahlreichen Experten und Ärzte meine Unterstützer. Die nächsten Schläge waren klar: neue Wohnung und neuen Job finden. Aufgaben, die mir bis jetzt Angst gemacht hatten, füllten mich mit neuer Kraft. Diese Aufgaben waren keine Probleme mehr, sie gaben mir Sinn. Sie gaben mir mich selbst zurück.

Wenn uns ein Schicksalsschlag trifft, besteht die Gefahr, sich darin zu verlieren. Wir vergessen uns selbst, unsere Stärken, Wünsche und Fähigkeiten. Alles, was wir sehen, sind Krankheit und Leid, das wir jetzt fühlen und das uns noch bevorsteht. Wir wollen uns am liebsten in eine Höhle verkriechen, in eine Dunkelheit, so dicht, dass sie uns wegnimmt, wer wir wirklich sind. Diesen Momenten nicht nachzugeben, ist schwierig. Sie verlangen uns viel ab, müssen wir doch Hoffnung finden, wo keine mehr zu sein scheint. Doch wenn es gelingt, ist das der erste Schritt. Die (Wieder-)Entdeckung des eigenen Selbst ist der Beginn unserer Heilung.

Über meine Krankheit zu sprechen war ein Weg, mit ihr umzugehen. Hier bei einer Podast-Aufnahme.

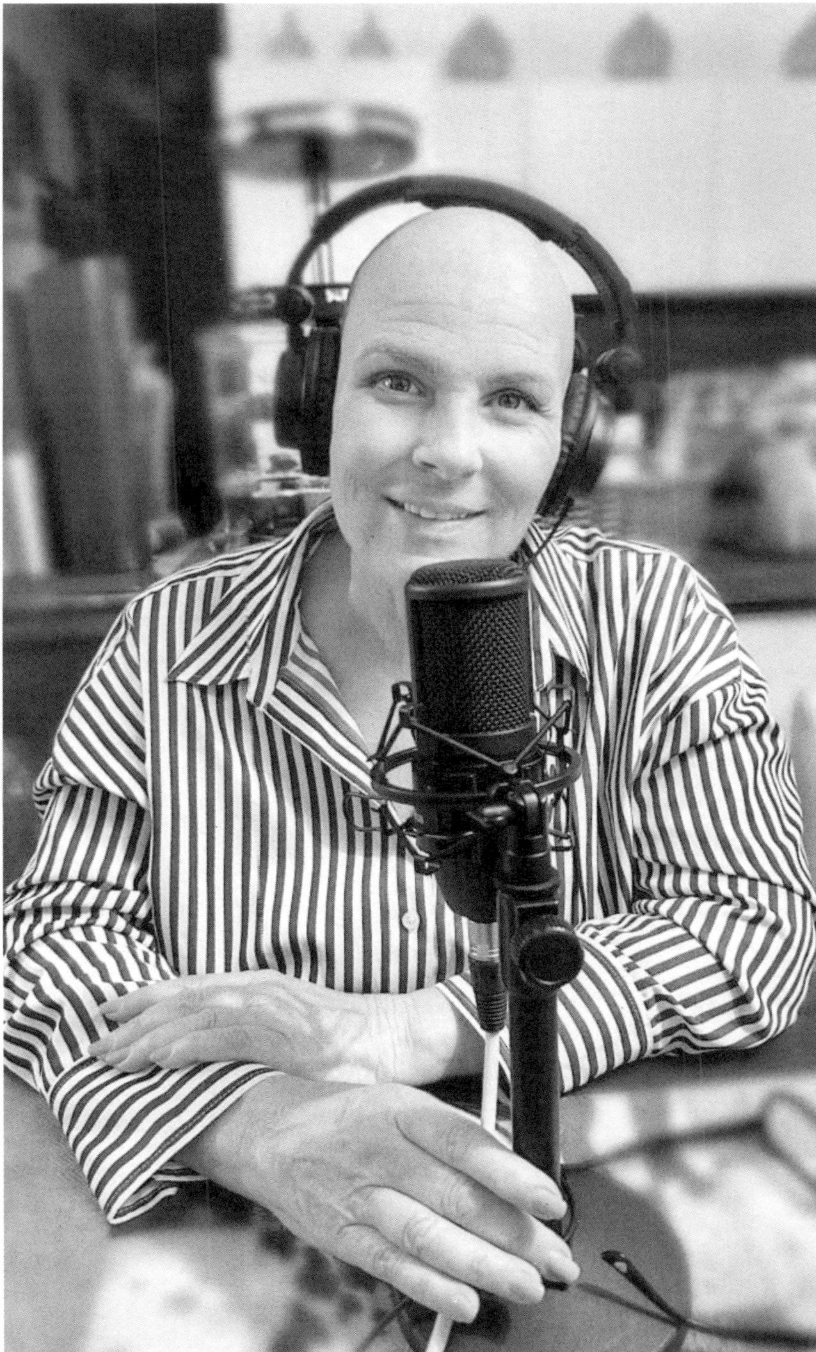

Kapitel neun

It’s a wonderful life. Don’t let go.

Nach jedem Schicksalsschlag und in jeder harten Zeit kommt der Moment, in dem wir denken: Es ist genug. In dem wir uns einfach dem Schicksal ergeben wollen. Alles scheint uns recht, außer weiterzukämpfen. Wir verlieren den Sinn aus den Augen. Vielleicht schämen wir uns sogar, aber wir fühlen keine Kraft mehr. Solche Gedanken sind normal. Sie gehören dazu. Wir brauchen uns nicht für sie schämen. Was wir brauchen, sind gute Freunde, die uns auch dann unterstützen, wenn wir selbst nicht mehr an uns glauben. Wir brauchen Menschen, die uns Aufgaben und Sinn geben, die an eine Zukunft glauben, auch wenn uns dieser Glaube schwerfällt. Das kann uns aufbauen und uns eine neue Kraft geben, wo wir uns schon verloren fürchteten. Sie geben uns auch in den dunkelsten Momenten die Möglichkeit, Schönheit im Leben zu finden.

Es gab kein Verstecken mehr. Die Zeit war gekommen, der Wahrheit ins Gesicht zu sehen. Die letzten Monate hatte ich mich vor diesem Moment gefürchtet. Die erste Chemotherapie. Nach meiner ersten Diagnose war ich glücklich gewesen, sie umgehen zu können. Nun stand sie vor mir.

Ich hatte Angst. Aber ich sagte mir immer wieder, das sei in Ordnung und völlig normal. Ich durfte mich vor Dingen fürchten, die ich nicht kannte, besonders, wenn ich nicht wusste, was auf mich zukommen würde. Vielleicht schreibe ich auch deshalb dieses Buch. Immer wieder hörte ich Horrorgeschichten über die Chemo. Die entsetzlichen Bilder von Übelkeitsanfällen, von schmalen, knochigen, kraftlosen Gesichtern. Als ich noch nicht selbst betroffen war, hätte ich am liebsten weggeschaut. So ehrlich muss ich sein. Und selbst jetzt, als Betroffene, verstehe ich das. Nicht jeder Mensch, und seien es auch unsere besten Freundinnen oder gar Teil der Familie, ist dafür geschaffen, sozial empathisch auf solche Ereignisse zu reagieren. Manchmal gelingt das nicht einmal Vertretern von Gesundheitsberufen. Doch ich hatte mir von Anfang an fest vorgenommen, die Chemotherapie genauso als Mitkämpferin gegen das Monster Krebs zu sehen, wie ich es schon bei der Strahlentherapie getan hatte.

Woran Menschen, die selbst nicht betroffen sind, kaum denken: Das Leben geht zwischen Chemotherapien weiter. Es friert nicht einfach ein, die Welt wartet nicht darauf, bis ich den Krebs besiegt habe. Meine finanziellen Rücklagen verbrauchten sich schnell. Es war immer schwieriger, in meinem geliebten Haus wohnen zu bleiben. Die Stiegen entpuppten sich als echte Herausforderung. An Gartenarbeit war nicht mehr zu denken. Jede externe Hilfeleistung kostete Geld, das ich nicht hatte. Daher waren meine Prioritäten, so sehr mein Herz auch schmerzte, klar: Zunächst eine neue Wohnung finden, günstig und barrierefrei. Dann die Übersiedelung organisieren. Und zuletzt einen Job finden.

Ich spuckte in die Hände und legte los. Bereits während der Suche nach einem neuen Zuhause packte mich die Panik, wenn ich an die Übersiedelung dachte. Körperlich fühlte ich mich schwach und ausgelaugt. Es erfüllte mich mit Zorn, wenn ich daran dachte, wie ich letzten Sommer noch fast täglich 4,8 Kilometer um den Wienerwaldsee gelaufen war. Jetzt kostete mich jeder Schritt Mühe.

Körperliche Schwäche bei Krebs ist meist eine Form der tumorbedingten Fatigue, eine extreme, lähmende Erschöpfung, die sich von normaler Müdigkeit unterscheidet, da sie auch nach Ruhe nicht verschwindet und den Alltag stark beeinträchtigt, oft verbunden mit Muskelschwäche, Antriebslosigkeit und Konzentrationsproblemen. Ursachen sind die Krebserkrankung selbst,

Therapien wie Chemo- oder Strahlentherapie, Anämie, Stress, Schmerzen und Schlafstörungen. Bewältigt wird sie durch moderate Bewegung (Gehen, Radfahren), Entspannungstechniken (Yoga, Meditation), Ernährungsanpassung, Unterstützung durch Fachpersonal und das Akzeptieren der Einschränkung.

Mit dem Akzeptieren von Einschränkungen tat ich mir seit jeher schwer. Glauben Sie mir, der Krebs hat auch mich Stück für Stück zu Boden gezwungen. Er packte mich am Genick und drückte mich hinunter, bis ich nur noch kapitulieren konnte. Doch diese Akzeptanz ist kein Eingeständnis der Niederlage. Im Gegenteil. Es ist Teil der Heilung.

Die radikale Akzeptanz ist ein Konzept aus der Psychologie, indem wir das, was uns passiert, nicht bekämpfen, nicht verfluchen, nicht verdrängen oder ignorieren. Sondern wir sagen ruhig und ohne böse Emotionen: Es ist da. So ist es. Meine Gefühle werden daran nichts ändern. Erst wenn ich diese Situation akzeptiere, wie sie ist, kann ich beginnen, sie zu verändern. Einsicht ist einer der ersten Schritte zur Heilung. Nur was ich kenne und akzeptiere, kann ich verändern.

Diese Akzeptanz ist von größter Wichtigkeit. Nur so kann die Seele ein klein wenig Ruhe gewinnen und der Körper erhält Raum für Entgiftungs- und Heilungsprozesse, für die er sonst überbelastet wäre. Wir müssen uns auf die wichtigen Dinge konzentrieren. Wichtig war in meiner Situation nicht, um einen See spazieren zu können. Wichtig war, den Krebs zu besiegen.

In meinem Leben hatte ich immer das Glück, kurz vor dem Sprung in den Abgrund eine Lösung zu fassen wie ein Rettungsseil, das meinen Fall verhinderte. Vielleicht liegt das an meiner positiven Lebenseinstellung, vielleicht daran, nie aufzugeben und die Augen immer offenzuhalten. Wie auch immer, es passierte mir auch diesmal.

Schon vor einem Jahr hatte ich von einem völlig neuen, bahnbrechenden Bauprojekt in einer Nachbargemeinde gehört. Mietbare Holzhäuser, topmodern, niedrige Energie, leistbar. Das erste Projekt dieser Art der Österreichischen Bundesforste. Meine Schutzengel kamen in Form einer Erinnerung an dieses Projekt. Genau als ich mich erkundigte, begann dort die Mietersuchphase. Ich sah mir drei unterschiedliche Objekte an. Eine Gartenwohnung im Erdgeschoss, eine mittelgroße Wohnung im ersten Stock und eine atemberaubende Dachgeschosswohnung. Hohe Räume, viel Holz, hell und mit allen Annehmlichkeiten des modernen Wohnbaus ausgestattet. Garage, Lift, Fußbodenheizung. Es klang wie ein Traum.

Spontan und aus dem Bauch heraus entschied ich mich für die Dachgeschosswohnung. In der Folge kündigte ich den Vertrag für mein Haus, was nicht nur ein paar Tränen, sondern ganze Wasserfälle meine Wangen hinabtrieb. Doch für lange Trauer hatte ich keine Zeit. Bald schon versank ich in Logistik.

Ein Umzug ist immer ein Desaster und erfordert hohen körperlichen Einsatz. Ich stand vor der Herausforderung, ein zweihundert Quadratmeter großes Haus besenrein zu hinterlassen und so viel wie möglich in meiner neuen achtzig Quadratmeter großen Wohnung unterzubringen. Noch dazu musste ich mit dem Geld haushalten, was bedeutete, viel selbst in die Hand zu nehmen.

Zwei Glücksfälle retteten mich vor einem schlimmen Schicksal. Der erste kam in Gestalt meiner wunderbaren Freundesrunde aus Purkersdorf. Sie war sofort und ohne zu zögern zur Stelle, um zu helfen. Diese Hilfsbereitschaft rührte mich tief, ich weinte vor Dankbarkeit. In solchen Momenten zeigt sich die Menschlichkeit in ihrer schönsten, tiefsten Form.

In dieser Phase startete meine Chemotherapie. Mein erster Besuch an der onkologischen Tagesklinik 18K fühlte sich an, als würde ich einen Bienenstock durchschreiten. Überall lief geschäftiges Pflegepersonal durcheinander, immer wieder tauchten Ärzte und Psychologen auf, die Patienten kreuzten gestützt auf Stangen meinen Weg, an denen Motorpumpen mit den Chemotherapien hingen. In jedem Zimmer standen zwei oder drei Sessel, auf ihnen saßen Patienten während der Therapie. Vor der Station warteten zahlreiche Menschen. Trotz des Andrangs und dem Gewimmel ging alles recht zügig.

Vor einer Chemotherapie benötigen Sie ein rezentes Blutbild. Machen Sie dieses zwei bis drei Tage vor Ihrem Termin in einem Labor, um die recht langen Wartezeiten auf Blutbefunde im AKH zu umgehen. Erst nach der Kontrolle der Blutergebnisse wird vom Onkologen, der auf Basis der Voruntersuchungen sowie wissenschaftlicher Erkenntnisse die richtige Chemo für Sie wählt, die Freigabe erteilt. Dann kann es losgehen.

Dank neuer medizinischer Erkenntnisse gibt es Möglichkeiten in der Chemotherapie, der Übelkeit entgegenzuwirken. Mir halfen sie jedenfalls. Ich plauderte immer gern mit Patienten, daher bemühte ich mich, nie allein in einem Zimmer zu sein. Bei der Bewegung merkte ich, wie klug es gewesen war, den Portkatheter zu setzen. So schonte ich meine Venen fast bis zum Ende der Therapie.

Erst einmal eingecheckt, erwartete jeden Patienten der gleiche Ablauf. Anmelden an der Leitstelle, Zuweisung eines Raumes, Kontrolle des Blutbildes. Dann rückte die Kavallerie an. Ich bekam ein Antibrechmittel, entweder als Pille oder intravenös, dann schlossen die Schwestern den ersten Beutel mit dem Wirkstoff an. Und die Soldaten strömten in meinen Blutkreislauf, um dort ihre Arbeit zu verrichten.

Wenn ich nicht gerade plauderte, um mir die Zeit zu vertreiben, schlief ich. Ich war gut ausgestattet mit warmen Socken, einem Zirbenholz-Kissen und einer warmen Decke. Mein Körper zeigte mir, was er brauchte, und ich gehorchte.

Wenn ich nicht gerade in der Klinik war und schlief, während der Wirkstoff langsam in meine Zellen eindrang und gegen den Krebs kämpfte, organisierte ich meine Übersiedelung. Ich war erschöpft, hatte aber das Glück, von den ersten drei Chemotherapien nicht stark belastet zu werden.

Endlich kam der Tag der Übersiedelung. Es funktionierte recht gut, die meisten Dinge blieben heil und ganz. Ich lebte mich schnell in der neuen Wohnung ein und lobte mich für die Entscheidung, rechtzeitig barrierefrei geworden zu sein.

Genau in diesem Moment erfasste mich die Welle. Die Welle der Übelkeit.

Übelkeit ist leider keine Seltenheit für Betroffene und kann durch das Akkumulieren von Medikamentenwirkstoffen (wie bei Chemotherapien oder Opioiden) oder durch die Kombination verschiedener Therapien entstehen. Die Symptome treten oft verzögert auf und können durch die Angst vor der Therapie (antizipatorische Übelkeit) verstärkt werden, wobei wirksame Medi-

kamente (Antiemetika) und unterstützende Maßnahmen helfen können, diese zu lindern. Es ist entscheidend, dies mit dem Arzt zu besprechen, da Übelkeit die Lebensqualität stark einschränkt und den Therapieerfolg gefährden kann.

Es war nach der vierten Chemo. Glauben Sie mir: Es war alles andere als angenehm. Es wurde sogar so schlimm, dass Professor Prager eine Kontrast-CT machen ließ, um mich bei Laune zu halten und mir zu zeigen, wie gut die Therapie anschlug. Zugleich machte ich ein Schädel-MRT. Professor Widder überwachte die Bestrahlung meiner Wundhöhle, also dort, wo die Metastase operiert worden war.

Die Ergebnisse waren zwiespältig. Die Metastasen in meinem Körper waren eindeutig rückläufig, was eine gute Botschaft war. Doch im Schädel-MRT zeigte sich der nächste Schock: bis zu fünfzehn Mikrometastasen in den Hirnhäuten.

Mikrometastasen sind winzige Absiedelungen von Krebszellen, die sich vom ursprünglichen Tumor gelöst haben, aber so klein sind, dass übliche bildgebende Verfahren sie nicht entdecken können. Solche Mikrometastasen können jahrelang in unserem Körper ruhen, ohne auffällig zu werden, bis sie irgendwann wachsen und der Krebs zurückkehrt. Sie sind sozusagen Vorboten von späteren, größeren und auffälligeren Metastasen. Daher ist es wichtig, diese Mikrometastasen so früh wie möglich abzutöten.

Dann beging ich einen Fehler, von dem ich Patienten oft abriet. Ich informierte mich über Dr. Google. Die Ergebnisse verschlimmerten meine Angst. Laut dem Internet grenzte es an ein Wunder, dass ich überhaupt noch am Leben war. In der Nacht nach diesen Ergebnissen fand ich keinen Schlaf, ich weinte viel, bis nichts mehr übrig war als Trotz und Wut.

Am nächsten Morgen zeigte ich dem Schicksal die Stirn. Ich suchte Professor Widder auf, der mir die Situation deutlich anders darlegte als Dr. Google. Er ordnete weitere Bestrahlungen und zwei Zyklen Chemotherapie an. Die Übelkeit wuchs. Schon der Anblick von Lebensmitteln ließ mich erschauern. Ich konnte nichts mehr essen. Besonders an Fleisch wollte ich nicht einmal denken. Ich aß nichts, nahm mit jedem verstreichenden Tag ab und wurde immer schwächer.

In diesen dunklen Stunden schwirrten meine Schutzengel wieder aus und brachten mir den zweiten Glücksfall in dieser schweren Zeit. Der Landeshauptmann des

Burgenlandes, Dr. Hans Peter Doskozil, hatte bereits bei der Eröffnungsfeier der Klinik Oberwart im Juni 2024 den Bau eines Maggie's Center angekündigt.

Ein Maggie's Centre ist kein Behandlungszentrum im engeren Sinn, sondern ein Unterstützungszentrum, um das onkologische Angebot einer Klinik zu ergänzen. Ziel ist es, Hoffnung, Gewissheit und Möglichkeiten zu geben, um mit einer der größten Herausforderungen des Lebens umzugehen.

Die Zentren bieten:

- *Kostenlose psychologische, emotionale und soziale Unterstützung für Patientinnen, Patienten und ihre Familien.*
- *Helle, freundliche Räumlichkeiten mit Blick in die Natur für ein gesteigertes Wohlbefinden.*
- *Spezielle Räume für unterschiedliche Bedürfnisse, darunter Küchen, eine Bibliothek, Beratungs- und Workshopräume sowie Bereiche für Entspannung, Bewegung und Rückzug.*

Weltweit gibt es derzeit 29 Maggie's Centres, überwiegend in Großbritannien, je eines in Barcelona, Hongkong und Tokio. Mit der Errichtung in Oberwart wird in Österreich und Mitteleuropa erstmals ein Zentrum dieser Art realisiert.

Nach der Eröffnung einer eigenen onkologischen Abteilung im September 2024 ist das Zentrum der nächste logische Schritt einer umfassenden onkologischen Versorgung. Das Zentrum soll auf der freiwerdenden Fläche der alten Klinik in einer Größenordnung von rund vierhundert bis fünfhundert Quadratmetern entstehen.

Zu meiner allergrößten Freude bot mir der Landeshauptmann an, mich um dieses Maggie's Center zu kümmern. Zu einem Zeitpunkt, wo der Sinn nicht immer leicht zu finden war, erhielt ich eine neue Aufgabe. Ein Projekt für eine Zukunft, die mir unsicherer schien als je zuvor.

Der Landeshauptmann kündigte mich mit folgenden Worten an: »Die Leitung der Planungsarbeiten übernimmt Dr. Andrea Kdolsky, die zudem selbst eine Krebserkrankung durchlebt hat. Mit ihrer Erfahrung in der Gesundheitspolitik, ihrem medizinischen Know-how und ihrer persönlichen Geschichte ist sie die ideale Persönlichkeit, um dieses Herzensprojekt mitzugestalten.«

Ich sah diese neue Aufgabe als persönliche Mission und als große Chance, Menschen mit der Diagnose Krebs einen Raum zu geben, in dem sie sich abseits des Krankenhaussettings Gutes tun können. Durch Austausch mit anderen Betroffenen, professionelle Beratung oder um einfach einen Rückzugsort zu haben.

Ich selbst hätte das gut gebrauchen können. Statt hinauszugehen und frische Luft zu atmen, lag ich den halben Tag auf meiner Couch herum. Normale Tätigkeiten verwandelten sich in schier unüberwindbare Herausforderungen. Nur jene Veranstaltungen, die beruflich relevant waren, absolvierte ich. Das kostete mich ungemein viel Disziplin und Kraft.

Mein Körper wollte schlicht nicht mehr. Nach einer Hirnoperation, 47 Bestrahlungen und sechs Chemotherapien mit Cisplatin, zu dessen Nebenwirkungen Übelkeit, Erbrechen und Überempfindlichkeit mit Blutdruckabfall zählten, war es genug.

Eines Tages, nach einer weiteren harten Nacht, begriff ich mit Sonnenaufgang plötzlich, wie Patienten sagen können: Stopp. Keine Therapie mehr. Es sind die Millimeter vor dem Abgrund, die Schwerkraft zieht bereits an einem. Nichts wäre einfacher, als aufzugeben, sich fallenzulassen, sich dem Lauf der Dinge zu übergeben. Kein Kampf mehr, kein Schmerz, zumindest kein langer.

Es war der liebevollen Betreuung von Mag. Philipp und Claudia Ita zu verdanken, die in diesen Tagen für mich da waren, dass ich dieser Anziehungskraft widerstand. Sie zeigten mir einen Weg zurück, obwohl ich mich selbst fast nicht mehr spürte. Sie halfen mir, mich an meine eigenen wichtigsten Überzeugungen zu erinnern, von der Band Hurts in ihrem kraftvollen Lied *Wonderful Life* so ausgedrückt:

Never give up, it's such a wonderful life. Don't let go.

Kapitel zehn

Wir sind (keine) Superhelden

Menschen, die mit Schicksalsschlägen wie Krebs umgehen müssen, zeigen echte Superkräfte. Aber wir sind alle nicht unendlich stark. Es ist in Ordnung, Schwäche zu zeigen. Nicht mehr weiterzuwissen. Wenn alles zu viel wird, lassen Sie einfach los und geben Sie sich in die Hände von Spezialisten. Diese helfen nicht nur dabei, kurzfristig Probleme zu lösen, sondern sie geben auch langfristig Hoffnung.

Vergessen Sie eines nie: Sie verlieren Ihre Stärke nicht. Manchmal versteckt sie sich allerdings gut. Sammeln Sie sich, nehmen Sie sich Zeit. Und holen Sie sich Ihre Stärke zurück.

Ein wichtiger Moment, in dem ich mir meine Stärke zurückholte, war jener, in dem ich mich entscheiden musste, eine Perücke aufzusetzen oder Glatze zu tragen. Das kam so: Wenn wir von krebskranken Menschen hören, denken wir sofort an Haarausfall und Glatze. Besonders Frauen erschreckt diese Vorstellung. Dabei ist Haarverlust keine notwendige Konsequenz einer Krebserkrankung, auch nicht bei einer Chemotherapie. Es kommt auf unterschiedliche Faktoren an: Wirkstoff, Verträglichkeit, Dauer und so weiter. Trotzdem ist es ein heikles Thema, denn Haare sind seit jeher ein Statussymbol und werden oft mit Schönheit und Vitalität verbunden.

Haare hatten über die Jahrhunderte hinweg stets große symbolische Bedeutung: Sie repräsentierten Status, Macht, Vitalität, Weiblichkeit (lange Haare), Freiheit (Hippies) oder waren Protestzeichen (Punks) und dienten als Identitätsmarker (Römer, indigene Völker), wobei Frisuren den Beruf, die Herkunft und die sexuelle Orientierung verrieten, während religiöse

Ansichten (Haare verstecken im Mittelalter) und Mode (Perücken, verschiedene Trends) die Bedeutung ständig wandelten, was sie zu einem Spiegel der Gesellschaft machte.

Doch selbst, wenn die Haare ausfallen sollten, ist das nicht das Ende. Ich selbst bin das beste Beispiel dafür.

Im Zuge meiner Gespräche mit Betroffenen erfuhr ich, wie vielen die Haare erhalten blieben. Dennoch dachte ich darüber nach, was ich selbst tun würde, sollten meine Haare ausfallen. Ich entschloss, rechtzeitig Abhilfe zu schaffen. Bei der österreichischen Krebshilfe lernte ich, dass die ÖGK einen Großteil der Kosten für eine Perücke übernimmt. Ich fand einen Perückenmacher in St. Pölten, um mir rechtzeitig vor der ersten Chemotherapie eine Perücke anfertigen zu lassen. Falls möglich, ist es eine gute Idee, früh genug einen Perückenmacher aufzusuchen. Vor der Chemo hatte ich noch die originalgetreue Länge, Farbe und Frisur, so konnte der Experte auch eine möglichst originalgetreue Perücke erstellen. Bei Perücken gibt es zahlreiche verschiedene Modelle, die sich auch stark in der Qualität unterscheiden. Ich kann daher nur empfehlen, sich von einem Spezialisten beraten zu lassen.

Nachdem der Perückenmacher meinen Kopf vermessen und mein Haar studiert hatte, begannen die Chemotherapiezyklen, die ich im vorangegangenen

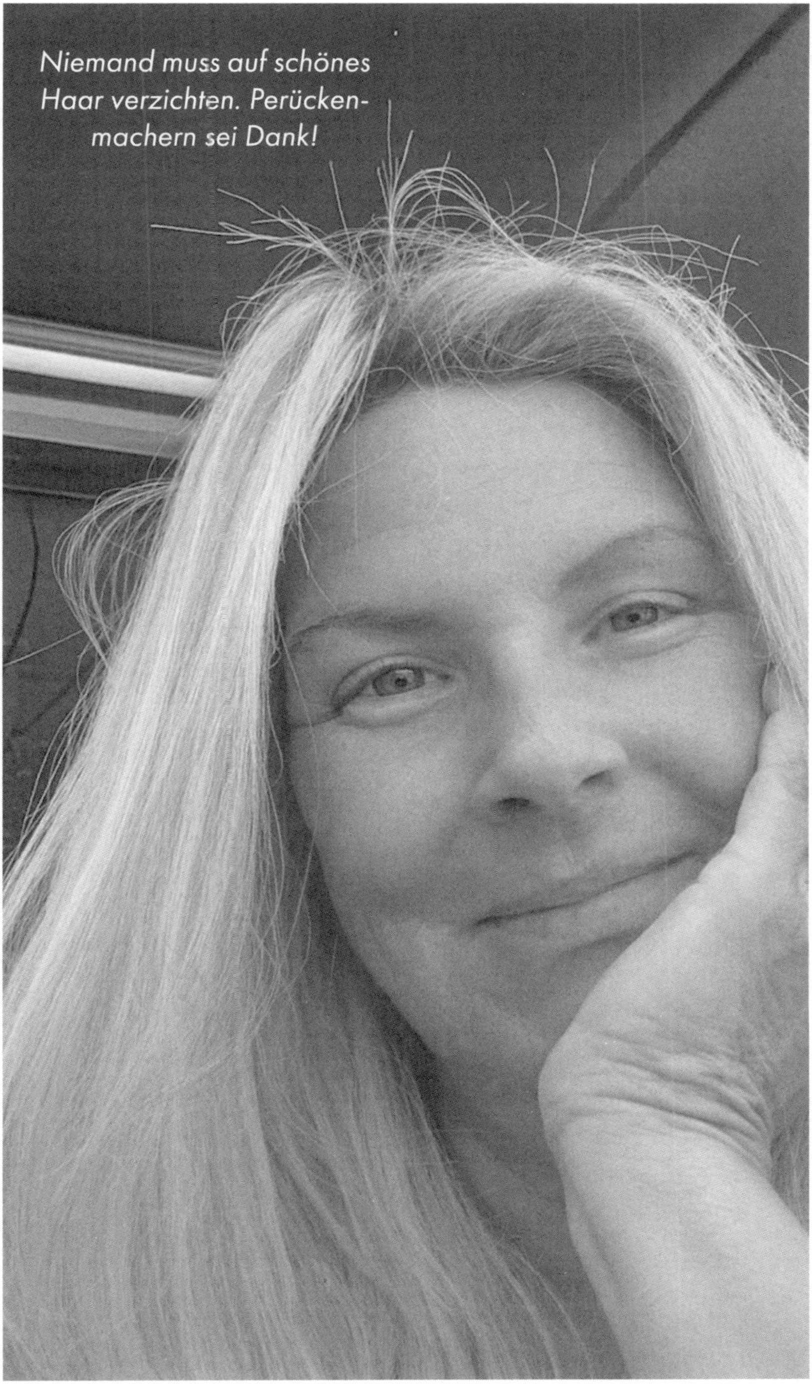
Niemand muss auf schönes
Haar verzichten. Perücken-
machern sei Dank!

Kapitel beschrieben habe. Mein Wirkstoff war Cisplatin, eine ziemlich aggressive Substanz mit zahlreichen Nebenwirkungen.

Es war bei einem Meeting des österreichisch-serbischen Wirtschaftsforums in Belgrad. Noch ging es mir gesundheitlich nicht so schlecht und die Reise war eine willkommene Abwechslung. Ich nutzte die beste Art, eine Stadt schnell kennenzulernen, und stieg in einen der roten Hop-on-Hop-off-Busse mit offenem Deck. Ich saß ganz oben, der Wind blies mir ins Gesicht. Ein besonders heftiger Windstoß ließ eine Haarlocke vor meinen Augen flattern. Als ich mir durch das Haar fuhr, um die Haarlocke an ihren Platz zurückzubringen, blieb mein Herz mitten in Belgrad kurz stehen. Ich hielt die ganze Haarlocke in der Hand. Ich wusste, es war so weit.

Mir war klar, ich musste reagieren, sobald ich nachhause zurückkam. Ich wollte nicht aussehen, als hätten die Motten mich schon angefressen.

Kaum zurückgekehrt, bat ich einige meiner Freundinnen um Unterstützung. Wir trafen uns bei der örtlichen Friseurin. Es war eine schnelle Entscheidung, eine schnelle Aktion. Die Haare waren ab. Die Perücke stand zwar bereit, aber als ich in dem Friseurstuhl vor dem Spiegel saß, betrachtete ich mich aufmerksam. Zum ersten Mal sah ich meine echte, unverdeckte Kopfform. Sie gefiel mir überraschend gut. Vor allem, wenn ich lächelte. Also beschloss ich, auf die Perücke zu verzichten. Ich würde meine Glatze aufrecht tragen. Sie war ein Teil von mir, wie der Krebs. Und wie der Krebs würde sie irgendwann wieder verschwinden.

Aber nicht jeder muss eine Speerspitze darstellen. Es gibt zum Glück sehr fähige Perückenmacher und wunderschöne Perücken. Wenn eine Betroffene eine Perücke tragen will, hat sie zum Glück viele Möglichkeiten. Mein Rat: Tragen Sie sie mit Genuss.

In diesem Moment, bei dieser Entscheidung, fühlte ich meine alte Stärke wieder in mir. Es gibt aber auch Phasen im Leben, besonders für Menschen mit Schicksalsschlägen wie Krebs, in denen es keine Schwäche ist, um Hilfe zu bitten. Zuzugeben, dass es allein nicht geht. Dass die Stärke nicht ausreicht.

Bei mir war es drei Wochen nach dem Einsetzen der heftigen Nebenwirkungen so weit. Ich litt dauerhaft unter Übelkeit. Essen wollte ich nicht einmal anfassen, so sehr graute mir davor. Wenn ich es schließlich schaffte, mir etwas in den Mund zu stecken, schmeckte es nach Metall. Ich hatte fast fünfzehn Kilogramm abgenommen, vor allem die Muskulatur war schwächer geworden und trug zu meinem desolaten Zustand bei.

Nach drei Wochen ging ich zu Professor Widder und schilderte ihm meinen Zustand. Er brauchte meine Erzählung gar nicht abzuwarten, er sah es mit eigenen Augen. Er nahm mich für den nächsten Tag stationär auf, obwohl es einen Mangel an Betten gab, um meine Elektrolyte zu überprüfen und eine schonende Möglichkeit für die Ernährung zu finden. Wir kamen überein, Astronautenkost zu probieren, da diese künstliche Ernährung den Magen-Darm-Trakt umging.

In meiner neuen Wohnung war ich auf mich allein gestellt. In den letzten Wochen hatte ich erkennen müssen, wie mühsam jeder einzelne Handgriff war, in der Küche, im Haushalt, beim Wäsche waschen. Ich war dankbar, im Krankenhaus »einchecken« zu können, mich ins Bett zu legen, mir die Decke über den Kopf zu ziehen und mich einfach auszuruhen. Keine anderen Gedanken als jene an mein eigenes Wohlbefinden.

Meine Elektrolyte waren durcheinander, vor allem Kalium, und ich bekam Infusionen, um die Reserven wieder aufzufüllen und dem Körper Flüssigkeit zuzuführen. Ein Vorteil aller onkologischen Abteilungen und ein Vorteil für die Patienten ist das hochqualifizierte Angebot an nichtärztlichem Personal (Physiotherapeuten, Diätologen, Wundschwestern, Onko-Nurse und viele mehr).

So kam zuallererst eine reizende Diätologin zu mir, die sich mit größtem Einsatz bemühte, herauszufinden, was ich denn gern essen würde. Mir kam die Situation fast pervers vor.

Trotz regelmäßigem Sport war ich die letzten Jahre weit entfernt vom »Idealgewicht« gewesen. Plötzlich musste mich diese Diätologin zum Essen überreden.

Ohne einen ungesunden Lebensstil oder massives Übergewicht zu propagieren, muss ich gestehen, dass es nicht gut für mich ausgesehen hätte, wenn ich zum Zeitpunkt meiner Erkrankung mein »Idealgewicht« gehabt hätte. Als die Übelkeit endlich ein Ende nahm, hatte ich dreißig Kilogramm verloren. Bei einem »idealen« Ausgangsgewicht von sechzig Kilogramm hätte das den Weg in die Intensivstation bedeutet.

Physiotherapeuten zeigten mir einfache Übungen, wie ich meine Muskulatur wieder aktivieren konnte. Und der Psychoonkologin konnte ich wie eine tibetanische Gebetsmühle erzählen, dass ich noch vor zwei Jahren völlig fit und fast täglich vier bis fünf Kilometer gelaufen war. Jede einzelne dieser Sitzungen war wichtig. Sie begleiteten mich auf meinen Weg zur Heilung, gaben mir Kraft und Trost. Zeigten mir, es gab einen Weg hinaus. Sie erlaubten mir, mich völlig auf meine Krankheit und mich selbst zu konzentrieren und die alltäglichen Mühen draußen zu lassen. All meine Energie richtete sich auf das, was jetzt am wichtigsten war – auf mich.

Zurück zum Essen. Ich trank zu dieser Zeit kleine Fläschchen mit kalorienreicher Flüssigkeit. Wir fanden Geschmacksrichtungen, die mir schmeckten und keine Übelkeit verursachten. Vanille, Schokolade und Café. Mango hingegen war eine Katastrophe. Diese Ernährung kann auf Krankenkasse bestellt werden und wird direkt nach Hause geliefert. Ein tolles Angebot. Das gehört zu einem der positiven Dinge, die ich während meiner Erkrankung über das österreichische Gesundheitswesen persönlich erleben konnte.

Nach einer Woche im Spital hatten sich meine Werte deutlich gebessert. Ich trank ein bis zwei Fläschchen Astronautenkost täglich und war nicht mehr ausgetrocknet. Time to say goodbye.

Diese kurze Auszeit half mir ungemein. In meiner Situation fühlte es sich fast wie ein Urlaub an. Sollten Sie jemals in eine solche Situation kommen und das Gefühl haben, allein damit nicht fertigzuwerden, lassen Sie sich im Spital aufnehmen. Dort werden Ihnen die Dinge des Alltags, die eine enorme zusätzliche Belastung sein können, abgenommen. Ihre Bedürfnisse stehen im Vordergrund. Glauben Sie mir, Sie brauchen das.

Mir half diese Auszeit nicht nur körperlich, denn Elektrolytenentgleisungen können schlimmstenfalls tödlich enden. Sie half mir auch seelisch. Es gibt Menschen, die mich in meinem Kampf unterstützen. Therapien und Methoden, die mir helfen. Es gibt einen Weg, den ich gehen kann. Dessen Ziel ist noch nicht zu sehen und ich weiß noch nicht, wann ich es erreichen werde. Aber sich jeden Tag ein paar Schritte mehr diesem zu nähern, das ist mir schon genug.

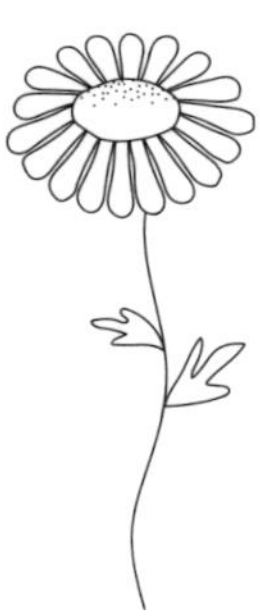

Blumen in der Wüste

Restaging!

Das Angstwort für alle Krebskranken.

Restaging (oder Re-Staging) ist eine Untersuchung in der Onkologie, um das Ausmaß einer Krebserkrankung nach Behandlung (wie Chemo- oder Strahlentherapie) neu zu bewerten, den Behandlungserfolg zu prüfen, das Vorhandensein von Resttumoren oder Rezidiven zu erkennen und so die weitere Therapieplanung zu optimieren. Dabei werden oft die gleichen bildgebenden Verfahren wie beim ursprünglichen Staging (CT, PET-CT) angewendet, um die Tumorgröße und -ausbreitung zu bestimmen und ein eventuell geändertes Stadium zu klassifizieren (oft mit einem »r« vor der Zahl).

Nun war es bei mir so weit. Ich versuchte, negative und beklemmende Gedanken mit positivem Denken und Humor zu verdrängen. Montag stand ein PET-CT an, Dienstag ein MRT des Schädels und am Freitag würde ich zur Befundbesprechung bei Professor Widder erwartet. Eine Woche der Wahrheit.

Mittwochs, nach den beiden Untersuchungen, ließ ich die letzten Jahre Revue passieren. Die Diagnosen, Therapien, die Höhen und Tiefen, die Momente der abgrundtiefen Verzweiflung und jene, in denen mein unbändiger Lebenswille wie ein Leuchtfeuer hervorbrach. Ich lächelte über meine losen Scherze, die mittlerweile zum festen Repertoire geworden waren (etwa »Gott sei Dank war ich vor der Diagnose dick, daher spielen vierzig Kilo weniger keine große Rolle« oder »Das Beste an meiner Glatze ist, dass ich aufrecht unter der Regendusche stehen kann, ohne auf meine Frisur Rücksicht nehmen zu müssen«). Humor als eine der drei wichtigen (Über-)Lebensstrategien. Doch auch Tränen kamen mir, als ich daran dachte, wie mich die Erkrankung körperlich verändert hatte.

Am Freitag war ich froh, von Professor Widder persönlich reinen Wein eingeschenkt zu bekommen. Bereits als ich mich setzte, konnte ich seinem Gesicht entnehmen, was Sache war. Himmelhochjauchzend waren die Ergebnisse wohl nicht ausgefallen.

Er lächelte mich sanft an. Ich konnte spüren, er hätte mir gerne etwas anderes gesagt.

»Es ist ein Teilsieg«, bemühte er sich. Aber das wollte ich nicht hören. Ich wollte siegen. Das Weihnachtswunder, einen Hinweis auf meine Genesung.

Er erklärte mir die Situation: Die Metastasen in den Hirnhäuten, die mir so große Angst gemacht hatten, waren verschwunden. Die zwei Metastasen im Körper, die sich an unmöglichen Stellen gebildet hatten, waren ebenfalls weg. Die Metastasen an der linken Nebenniere waren immerhin geschrumpft. Dafür war eine Metastase an der rechten Nebenniere dazugekommen. Sonst zeigten sich keine neuen Metastasen, aber es fanden sich Mikrometastasen im Bauchfell (Peritoneum) und in einigen Lymphknoten. Ich verspürte keine Befriedigung. Vor allem empfand ich es als unfair. Nach all den Mühen, den Strapazen und Schmerzen hatte ich mehr verdient. Was war mit dem Gleichgewicht im Universum? Warum bekam ich so viel weniger zurück, als ich gegeben hatte?

Plötzlich fand ich mich, wie bei einer Zeitreise, mitten in der Wüste Rub al Khali im Oman. Sie hatte ich vor vielen Jahren, bei einer Reise, als gesunde Frau besucht. Während einer Wüstentour war ich der Gruppe entschlüpft und hatte mich einige Meter entfernt. Allein setzte ich mich auf einen kleinen Sandhügel mitten in der Wüste. Es kam mir damals vor, als würde ich in einem schalldichten Raum sitzen. Wie die Räume in den Schallplattenklubs meiner Jugend. Ich starrte auf den Boden und betrachtete den feinen Sand, in den der Wind kleine Linien zog. In dieser Stille war mir, als hörte ich jedes Körnchen, das im Kreis wirbelte, und das Rauschen meines eigenen Blutes.

Mein Blick schweifte weiter über den Boden. Und da entdeckte ich sie. Kleine, pinkfarbene Blüten. Mitten in diesem endlosen Sand, in der absoluten Stille, aus der sich jedes Lebewesen zurückgezogen zu haben schien, wuchs und gedieh Leben. Es gab Hoffnung selbst in der tiefsten Hoffnungslosigkeit.

Ja, das Leben geht auch mit Krebs weiter. Nein, Krebs ist kein automatisches Todesurteil. Aber ein Schicksalsschlag, der uns die Höhen und Tiefen unserer Gefühle und die Grenzen unseres Organismus aufzeigt.

Während ich vor Professor Widder saß, mein Gesicht in den Händen hielt und sich meine Verzweiflung ihren Weg bahnen wollte, sah ich diese rosa Blume. Auch in meiner persönlichen Wüste würde ich Blumen finden. Ich musste nur weitersuchen, weitergehen.

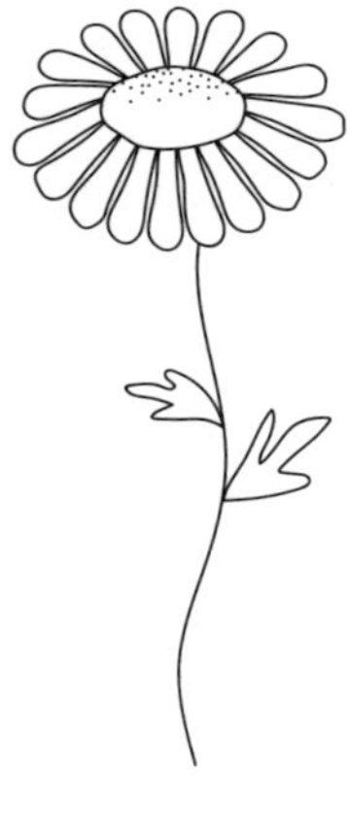

Noch ein paar Anmerkungen zum österreichischen Gesundheitssystem

Alle, die mich kennen, wissen, dass es wohl kaum eine schriftliche Unterlage beziehungsweise ein Buch gibt, wo ich nicht zumindest einige gesundheitspolitische und gesundheitsökonomische Anmerkungen mache. Auch in diesem Buch möchte ich das eine oder andere loswerden, allein schon deswegen, weil ich als scharfe Kritikerin des österreichischen Gesundheitswesens bekannt bin. Ich lege oft meinen Finger auf die Wunden. Deswegen muss auch gelobt werden, wenn Lob berechtigt ist. Gerade in der Onkologie hat Österreich eine sehr gute Position innerhalb Europas und das sollte auch so bewertet werden.

Wie steht die Krebstherapie in Österreich im europäischen Vergleich da und warum?

Österreich nimmt in der europäischen Krebstherapie eine starke Position ein, insbesondere durch hohe Überlebensraten und einen exzellenten Zugang zu neuen Medikamenten, was es in die Top-5-Länder in Europa bei Überlebensraten rückt. Das Land ist führend bei Innovationen und Patenten, baut umfassende Krebsnetzwerke (ACCN) auf und profitiert von der Erstattung onkologischer Medikamente. Trotz Herausforderungen bei der Sterblichkeit (Lungenkrebs) und der Verfügbarkeit von Geräten zielt Österreich auf eine Stärkung der Spitzenmedizin ab.

Allen Fortschritten in Forschung und Technologie zum Trotz bleibt Krebs eine globale Bedrohung für die Gesundheit. Nach Angaben des Europäischen Krebsinformationssystems (ECIS) erhalten in der Europäischen Union (EU) fast jeder dritte Mann (31 Prozent) und jede vierte Frau (25 Prozent) eine Krebsdiagnose, bevor sie das Alter von 75 Jahren erreichen. Allein in der EU konnten dank Erfindungen in der Onkologie mehr als fünf Millionen Menschenleben gerettet werden.

Anlässlich des Weltkrebstages am 4. Februar hat das Europäische Patentamt (EPA) eine neue Studie zu Patenten und Innovationen im Kampf gegen Krebs veröffentlicht. Sie untersucht den technologischen Fortschritt auf diesem Gebiet. Zwischen 2015 und 2021 nahmen die Erfindungen zur Krebsbekämpfung um 70 Prozent zu, gemessen an der jährlichen Zahl der Internationalen Patentfamilien (IPF) auf diesem Gebiet. Auch Österreich hat zu dieser Entwicklung beigetragen. In den letzten zwanzig Jahren wurden 647 internationale Patentfamilien von österreichischen Unternehmen und Forschungseinrichtungen angemeldet. Das Land steht bei patentierten Technologien zur Krebsbekämpfung an elfter Stelle in Europa.

Also das wäre etwas zu bejubeln und nicht zu beklagen.

Was brauchen Patienten bei Therapiebeginn am dringendsten?

Zu Therapiebeginn brauchen onkologische Patienten vor allem klare Informationen über die Diagnose und ihren

Behandlungsplan, psychosoziale Unterstützung (Psychoonkologie), die Angebote, wie eigene Ressourcen zu aktivieren sind (zum Beispiel durch Bewegung) und eine gute Organisation ihrer Alltagssituation (Transport, Hilfe, et ceterea), um die Behandlung körperlich und seelisch gut zu bewältigen und eine gute Lebensqualität zu erhalten.

Wichtig in diesem Zusammenhang ist auch die Geschwindigkeit diagnostischer Untersuchungen. Ich habe bereits an anderer Stelle auf das unmenschliche Warten auf Ergebnisse hingewiesen und auch auf die Digitalisierung zur Beschleunigung verwiesen.

Wie können erkrankte Arbeitnehmerinnen besser geschützt werden?

Hier darf ich auf eine langjährige Forderung der österreichischen Krebshilfe verweisen:

Die Wiedereingliederungsteilzeit soll Menschen helfen, nach einer längeren Erkrankung (zum Beispiel psychische Erkrankung, Krebserkrankung) schrittweise in den Arbeitsprozess zurückzukehren. Dazu kann eine Teilzeitbeschäftigung mit der Arbeitgeberin oder dem Arbeitgeber vereinbart werden, während die Österreichische Gesundheitskasse (ÖGK) zusätzlich Wiedereingliederungsgeld bezahlt.

Gibt es in Österreich Daten über Überlebensraten und Neubildungen onkologischer Erkrankungen im europäischen Vergleich?

Ja, es gibt in Österreich umfassende Daten zu Krebsüberlebensraten und Neuerkrankungen, die von der Statistik Austria, dem Österreichischen Krebsregister und dem IHE (schwedisches Institut für Gesundheitsökonomie) veröffentlicht werden, und diese Daten werden regelmäßig mit europäischen Durchschnittswerten und anderen Ländern verglichen, wobei Österreich tendenziell gute Überlebensraten zeigt, aber auch Bereiche mit Verbesserungspotenzial hat (zum Beispiel hat Schweden bei einigen Krebsarten bessere Raten).

Ich würde mir wünschen, dass wir alle (auch ich) unser System, das zugegebenermaßen an vielen Punkten eckt und hakt, fairer beurteilen und auch die positiven Aspekte hervorheben.

Wohin kann ich mich wenden?

Österreichische Krebshilfe (Doris Kiefhaber, Martina Löwe, Prof. Paul Sevelda)
https://www.krebshilfe.net

Dort finden sich auch noch viele wertvolle weitere hilfreiche Links und Beratungsmöglichkeiten sowie die Dependancen in den Bundesländern.
Kurvenkratzer – das Krebs-Magazin (Martina Hagspiel)
http://kurvenkratzer.com

Selbsthilfegruppen
www.selbsthilfe.at

Sozialministerium (Behindertenausweis)
www.sozialministerium.at

Der österreichische Krebsreport
https://www.krebsreport.at

Verein Feel Again – kostenlose Wohlfühlstunden für an Krebs erkrankte Frauen (Birgit, Catharina)
https://www.feelagain.at/
mail@feelagain.at /0664/10 77 951

Maggie´s Center (Andrea)
Andrea.kdolsky@gesundheit-burgenland.at

DANK

Bedanken möchte ich mich vor allem bei ...

Ihnen allen, den Leidensgenossinnen, die dieses Buch gelesen haben und denen ich mit diesem Buch Mut machen durfte.

dem Verlag *edition a* und Maximilian Hauptmann für das Vertrauen und das positive Feedback.

meinem behandelnden Ärzte-Team o. Univ.-Prof. Dr. Zielinski (dem Doyen), o. Univ.-Prof. Dr. Widder (dem empathischsten Arzt, der mir jemals begegnete), Univ.-Prof. Dr. Prager (der junge wilde Forscher).

dem Sekretariat an der Universitätsklinik für Strahlentherapie, besonders Fatma Ersungur für ihre kontinuierliche, gelassene Freundlichkeit und Unterstützung.

den wunderbaren Wundschwestern im Wundmanagement an der Strahlentherapie.

allen Mitarbeitern auf der onkologischen Tagesklinik 18K.

meiner Gynäkologin Dr. Schurz, ohne deren Beharrlichkeit wir die Erstdiagnose erst deutlich später (zu spät?) stellen hätten können.

Philipp und Claudia Ita, die immer für mich da waren, und Philipp, der verhinderte, dass ich mit einem Hirntumor in ein Flugzeug gestiegen bin.

den Freunden, die übersiedelt, chauffiert, eingekauft, aufgemuntert haben.

Sabine, Brigitte, Katharina, Rudi, Stefan, Daniel, Barbara, Gabriele, Sabine, Anna, Francesco, Hans, Elisabeth, Alexander, Axel, Martin, Gudrun, Birgit.

meinen Facebook-Freunden und -Followern, die bei jedem Schritt mitgefiebert und mir immer die besten Wünsche geschickt haben.

LH Dr. Doskozil, der Mut und Vertrauen in mich hatte, mir einen spannenden, herausfordernden Job zuzutrauen.